養生訓の進化論

薬学博士

永井 博弌

目次

第1章
健康・病気・予防・治療・自然治癒力の考え方の進化 −養生訓　巻第1と巻第2（総論）−

生体防御力 – ホメオスタシス（自律神経・内分泌系）–
生体防御力 – 免疫は生体最大の防御システム –
自然免疫 / 獲得免疫 / ワクチン / 免疫力の上昇と低下
生体防御力 – 炎症 –
生体防御力 – 生体防御遺伝子（がん抑制遺伝子、抗肥満
遺伝子、抗老化遺伝子）–

【5】治療の考え方の進化

第2章
食養生による未病ケアの進化
– 養生訓　巻第3と巻第4（飲食・慎色欲）–

【1】食養生による未病ケアこそ健康の原点

【2】お腹は健康の原点 – お腹を大切に –

【3】食事の方法
　　　– 食事の取り方による未病ケア –

第4章
択医と用薬の進化
　　－養生訓　巻第6と巻第7 （慎病、択医、用薬）－

第 5 章
おわりに代えて
　–養生訓　巻第 8（養老、育幼、鍼、灸法）–

【1】老後

はじめに

健康への関心

　新型コロナウイルス感染症（COVID-19）は 2019 年 12 月に中国・武漢市で最初の感染患者が見つかって以来、瞬く間に世界中に広がりパンデミックを引き起こしました。その後、世界は新型コロナウイルス（SARS-CoV-2）との闘いとなりました。国々が国境を閉ざし、人々の往来が制限され、世界中が精神的にも経済的にも大きなダメージを受けました。

　しかし、このウイルスとの闘いは、多くの人々がSARS-CoV-2 に対する免疫を獲得することによって、終焉します。これまでも人類はコレラやスペイン風邪などの重症感染症によるパンデミックを経験し、乗り越えてきました。そうした中で、パンデミックを終わらせたのは一人一人の持つ免疫能力（免疫力）です。

　こうした免疫力の大切さは、糖尿病やがんなどによって免疫力が低下した患者さんでは感染症状が重症化することからも明らかにされています。このように、私たちは今回のパンデミックを経験して、日常の健康管理の大切さを改めて思い知らされました。

　さらに、今の日本は人生 100 年時代を迎え、65 歳以上の高齢者が全人口の 4 分の 1 以上を占める超高齢化社会となりました。超高齢化社会についてはいろいろな問題もありますが、現代の高齢者は健康であれば、趣味や若い時からの生きがいを実行し、人生を楽しむ

こともでき、ボランティアや仕事を通じて社会で活躍することもできるよい時代となりました。しかし、残念なことに生物学的にみると、加齢は確実に人の生理学的機能を減退させます。そのため、加齢に伴う健康問題は高齢者にとっても社会にとっても、大きな課題となっています[1]。

　このようにパンデミックや超高齢化社会になって、健康の大切さを身近に感じる機会が増え、今の日本では、これまで以上に健康に対する関心が高くなってきました。

SDGsと養生訓

　こうした中で、健康を獲得、維持して社会で活躍するには何が大切になるのでしょうか？ その答えとして、筆者は「ソサエティー5.0」のヘルスケアを目標とした生活を一つの候補として、挙げたいと思います。「ソサエティー5.0」は国際連合の提唱する、持続可能な発展目標（Sustainable Development Goals;SDGs）を達成するために日本独自で作られたアクションプラン[2]の一つです。

　アクションプランとしては、そのほかに「地方創生と環境にやさしい街づくり」と「次世代の人材育成」が3本柱として挙げられていますが、「ソサエティー5.0」[3、4]は総理府が中心となって、日本経済団体連合会（経団連）や大学と共にSDGsを基盤とする最先端技術を活用した便利で快適な社会、すなわち"超スマート社会"を実現するために始められたプランで

す。

　超スマート社会では人工知能（Artificial intelligence；
AI）、インターネット・オブ・シングス（IoT）やロ
ボットを利用して、より質の高い暮らしを目指し、同
時に社会が抱える少子高齢化問題や地域格差、貧富の
差などを解決して、誰もが満足できる社会の実現を目
指しています。医療分野では、すでに始まっています
が、AI搭載ロボットによる手術や辺境での遠隔地診
察、あるいはスマートシティーでの総合医療などが例
として挙げられます。

SDGs達成のためのアクションプラン

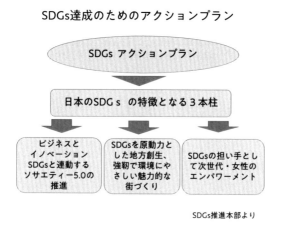

SDGs推進本部より

　こうした超スマート社会を目指す「ソサエティー
5.0」でのヘルスケアは、より質の高い暮らしと同時に、
医療費の過重負担、あるいは医療人材の不足などに配
慮して、①予防（未病ケア）②個別化医療 ③個人の
主体的な健康管理－の３項目が掲げられました。

まずは予防です。これからの医療は「治療」よりも「予防」に重点を置いて、病気にならないようにしていこうとするものです。2番目は「個別化医療」の充実です。もし、不幸にも病気になった時は、遺伝子診断などによる個人の情報をもとに、先端技術を駆使して自分に特化した最適な医療が受けられることを目指します。さらに3番目は、こうした予防や治療のための健康管理は自己責任で行い、それによって医療機関や社会への負担を減らし、持続的に発展する社会を築いていこうとするものです。

　こうした三つのヘルスケア目標は、近未来社会の健康獲得への行動指針としてふさわしいものと筆者は考えますが、興味深いことに、これらの考えは、いずれも江戸時代の健康書である『養生訓』に、すでに述べられていました。

　『養生訓』の原文を引用しますと、①予防（未病ケア）；「聖人は未病を治すとは、病いまだおこらざる時、かねてつゝしめば病なく、（中略）かちやすき慾にかてば病おこらず（巻第1）②個別化医療；「良医の薬を用るは臨機応変とて、病人の寒熱虚実の機にのぞみ、其時の変に応じて宜に従ふ。必一法に拘はらず。（巻第7）」③健康の積極的自主管理（健康の自主管理）；「身を慎み生を養ふは、是人間第一のおもくすべき事の至也。（巻第1）」-とあります。

　さらに、『養生訓』には、数多くの研究者の研究から考えられる健康獲得に役立つ事柄が多く述べられています。

筆者は長年、免疫反応が関与するアレルギーや自己免疫疾患、がんや重症感染症の予防薬や治療薬を研究してきました。免疫反応を抑制、あるいは促進する薬を見つけ、それらによって、病気の予防や治療をしようとする研究です。

　幸いなことに、多くの研究者の協力で筆者たちは二つのアレルギー治療薬の開発に成功しましたが、この研究の途上で、健康の獲得・維持のためには免疫力を中心とした、自然治癒力の一つである生体防御力が必須であることを確信しました。さらに、そうした生体防御力を獲得するには『養生訓』に述べられている養生法が大変有用であることに気が付きました。

　そこで本書では、これからの超スマート社会での三つのヘルスケア目標（予防、個別化医療および健康の自主管理）を達成するために必要な考え方とその具体的な方法を、『養生訓』を出発点として考えてみました。

本書の構成

　上述のような意図に沿って、本書は以下のように組み立てました。

　『養生訓』は、巻第1から巻第8で構成されています。巻第1は「総論上」、巻第2は「総論下」、巻第3は「飲食上」、巻第4は「飲食下」、巻第5は「五感」、巻第6は「慎病」、巻第7は「用薬」、巻第8は「養老」の全8巻です。本書ではこの全てを読み取るのではなく、現代の健康に役立つ考え方と方法に焦点を当て、『養生訓』の構成に順じて、必要な項目を以下のようにし

ました。

　巻第１と２からは現在、健康と病気の境界が曖昧になりつつありますので、ゴールとして目指す「健康」をどのように考えるかについてまとめ、次いで健康に対立する「病気」についての考え方とその回避方法を探り、そのために必要な「予防と治療、自然治癒力・生体防御力の考え方」をまとめました。また、巻第３と４からは予防の根幹となる食養生について「食の考え方と食事の方法、食材の意味、飲料の取り方、さらに口腔ケアについて」、また、巻第４と５からは健康に配慮した日常生活での注意点として「生活環境の整備、睡眠と運動、メンタルヘルスケアの対応」について、巻第６と７からは医療に関連して「かかりつけ医と薬の適正使用」について考察しました。さらに、巻第８からは「老後」に着目した『養生訓』の考え方とその進化を探りました。

　また、各項目の初めに養生訓で述べられていることと、現代の「考え」や「思い」を対比して、それぞれの項目の進歩を探る手掛かりとしました。全般を通じて、『養生訓』の優れた点は学び、その後、進化した現代の考え方はそのまま取り入れ、それらの知恵をこれからの健康獲得と維持に役立つよう本書を構成しました。なお、文中の敬称は略させていただきました。

第 1 章

健康・病気・予防・治療・自然治癒力の考え方の進化

———————— 養生訓 巻第1と巻第2
（総論）

【1】 健康論

1）健康の定義の進化

（巻第1）「もし養生の術をつとめまなんで、久しく行はゞ、身つよく病なくして、天年をたもち、長生を得て、久しく楽まん事、必然のしるしあるべし」

（WHO）[1]「健康とは、身体的、精神的、社会的に完全に良好な状態であり、単に病気がないとか虚弱でないということではない」

（ルネ・デュボス）[2]「人間がいちばん望む種類の健康は、必ずしも身体的活力と健康感にあふれた状態ではないし、長寿を与えるものでもない。各個人が自分のために立てた目標に到達するのにいちばん適した状態であればよい」

（マフトルド・ヒューバー）[3]「健康は社会的、身体的、感情的な問題に直面したときにそれぞれの問題に適応し、本人主導で管理することができる能力である」

養生訓は健康の言葉がない健康書

『養生訓』は江戸時代、一大ベストセラーとなった庶民向けの健康書です。著者は貝原益軒。現在の福岡県に当たる黒田藩に仕え、儒学・本草学（薬学）・教育学に秀でた学者でした。『慎思録』『大和本草』など240巻にも及ぶ著作物を残しました。80歳を過ぎてからも盛んに執筆活動を行い、『養生訓』は83歳の時の著書といわれています。平均寿命が50歳に満たなかった時代に、80歳を過ぎてからも社会的に活躍したこ

とは、それだけで称賛に値します。

　益軒は子どものころから病弱でしたが、医学の心得のあった父から、医学的知識を学び、自分の健康に役立てました。そして妻であり、助手として活躍した東軒とともに経験して、学んだことを、中国の古典に沿ってまとめたものが『養生訓』です。

　『養生訓』は、興味深いことに健康書でありながら文中に「健康」という言葉が、一度も出てきません。理由は簡単で、当時はまだ、「健康」という言葉がなかったからです。「健康」はもともと、中国の古い書物『易』にある「健体康心」から、身体が健やかで心が安らかな状態を指す言葉として誕生し、江戸時代の末期に緒方洪庵や高野長英などの医学者が使い始めたとされています。

　このように『養生訓』には健康の言葉はありませんが、内容は明らかに健康書です。大正、昭和、平成のいずれの時代にも注釈本が出版され、医師国家試験にも出題されるなど、貴重な古典的健康医学書として位置付けられています。

　内容は、儒教・道教思想に基づくために、現代の解釈では違和感がある部分もありますが、記載されている多くの養生法は現代の科学的研究によって、健康法としての根拠が裏付けられています。こうしたことから『養生訓』は現代にも通用する大切な健康の指導書とされています。

　しかし、『養生訓』には健康という言葉がないため、正確な健康観を知ることはできません。ただ、文中に

は健康を意味する種々の言葉が繰り返し使われています。回数の多い順に見ると「元気」が100回以上使われ、「病なき」、「身をたもつ」、「生を養ふ」、「身つよく」などがそれに続いて使われています。健康は病気がない「元気な状態」とする主観が第一と考えたのでしょう。

現代の健康の定義の進化

　これに対して、現代は World Health Organization（WHO）が「健康とは、身体的、精神的、社会的に完全に良好な状態であり、単に病気がないとか虚弱でないということではない（1948年）」と定義[1]して、健康について一定の基準を定めました。

　しかし、この定義に従って、患者さんを健康な状態まで治療するとなると患者さんが「"完全に"良好な状態」までの回復が必要であり、少しハードルが高過ぎるのではないかとする意見が出され、健康の定義の見直しが始まりました。

　以来、いろいろな考えが提案されてきましたが、いまだに確定的な結論は得られていません。

　そんな中、アメリカの微生物学者、デュボス[2]は著書『人間と適応』の中で、健康の定義について「人間がいちばん望む種類の健康は、必ずしも身体的活力と健康感にあふれた状態ではないし、長寿を与えるものでもない。（略）各個人が自分のために立てた目標に到達するのにいちばん適した状態である」とする健康の考え方を提唱しました。

また、オランダの医師、ヒューバー[3]らは「健康は社会的、身体的、感情的な問題に直面したときにそれぞれの問題に適応し、本人主導で管理することができる能力」とする考えを示しました。

　このように、健康とは多少の身体的な不具合があっても、自分の周りに起きる種々の問題を自分で処理できる能力が備わった状態、すなわち、"自分のことが自分でできる状態"であり、目標に向かって進むことができれば健康と解釈することができます。

　また、日本看護協会[4]は「一般的に健康は疾患の反対概念として捉えられていたが、感染症に代わってがんや脳血管疾患が主要な疾患に置き換えられてくると、疾患を持ちながら通常の生活を営むというように、健康と疾患の境界が不明瞭になってきた」と健康と病気の境界があいまいになったことを指摘しています。さらに、厚生労働省の健康寿命についての定義では「健康上の問題で日常生活が制限されることなく生活できる期間」及び「自分が健康であると自覚している期間の平均」を健康な状態とし、それ以外は「不健康」としています。

　このように、現代の健康の考え方はWHOの考えが基本にはなりますが、現実的にはもう少し幅広く考えてもよいものとなりました。

　一般に健康は「絶対的によいもの」であり、「多くの人の目標」にもなっていますので、画一的な健康の基準を設定したいところですが、現時点では健康の定義は、「身体的に多少の不具合があっても、元気で、

自分のことが自分でできる状態」と考えればよいことになります。

未病 － 健康異常・病気未満 －

　こうした、健康の定義が議論され、健康と病気の境がはっきりしなくなってくると、しばしば問題になるのは、その境界線である半健康、半病気と呼ばれる状態です。東洋医学では、こうした状態を「未病」と呼んでいます。

　筆者は未病を「健康異常・病気未満」と呼んでいますが、東洋医学では古くから、「未だ病に至っていない」状態として「未病」と定義しています。

　こうした東洋医学の考えに基づいて、未病システム学会（現・日本未病学会）は未病を「身体の不調を感じるが、検査値には異常がない場合」と「検査値に異

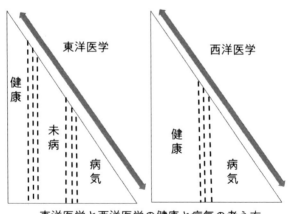

東洋医学と西洋医学の健康と病気の考え方

常が見つかるのに、自覚症状が何もない場合」の2通りがあるとしています。

　実際の例として、「食欲がない、疲れが取れない、身体が何となくだるいが検査値には異常がない場合」と「血糖値やコレステロール値が高いのに自覚症状がない場合など」が当てはまると思われます。

　もともと、こうした未病の考え方は東洋医学の「健康と病気は連続していて、健康が低下すると病気に至る」という、健康と病気は連続した一元的なものとする考え方に基づいています。この点について、西洋医学では健康と病気は「病気か健康か」の二律背反であり、「病気でなければ健康、健康でなければ病気」と考えていました。

　しかし、近年になって、こうした未病の考え方が一般的に認知され、1997年の厚生労働省白書や2017年2月の「健康・医療戦略」についての閣議では「未病」の概念が取り入れられた議論が行われたと聞いています。さらに、2018年には「ソサエティー5.0」のヘルスケア目標に「未病ケア・予防」が取り上げられ、未病の考えが広まってきました。

2）健康は何のため？

　（巻第1）「人の身は父母を本とし、天地を初とす。天地父母のめぐみをうけて生れ、又養はれたるわが身なれば、わが私の物にあらず。天地のみたまもの、父母の残せる身なれば、つゝしんでよく養ひて、そこなひやぶらず、天年を長くたもつべし。是天地父母につ

かへ奉る孝の本也。身を失ひては、仕ふべきやうなし。
(中略)養生の術をまなんで、よくわが身をたもつべし。
是人生第一の大事なり」

　(巻第1)「およそ人の楽しむべき事三あり。一には
身に道を行ひ、ひが事なくして善を楽しむにあり。二
には身に病なくして、快く楽むにあり。三には命なが
くして、久しくたのしむにあり。富貴にしても此三の
楽なければ、真の楽なし」

　(リンダ・グラットン)[5]「健康は『人生100年時代』
に備えて、人として蓄えておくべき資産である」

　(ラルフ・エマーソン)[6]「健康は第一の富である」

　(平成26年版厚生労働白書—健康・予防元年)「幸
福感を感じる第一位は『健康』である」

健康は「父母への孝行」と「長く人生を楽しむための もの」

　『養生訓』の巻第1の最初に「私たちの身体は天地
父母からいただいたものであるので、健康を保ち、天
寿を全うしよう。健康を保つことは天地父母への孝行
であり、病気になることは親不孝である。養生法をよ
く学んで、健康な状態を保つことは人生で一番大切な
ことである」と述べられています。

　さらに、巻第1では「病気がないこと(健康)は人
生で楽しむべきこと」の一つとしています。このほか、
人生には楽しむべきことが三つあり、第1は正しい行
い(善行)であり、第2は病気がないこと、そして第
3は長く人生を楽しむために長く生きること(長命)

としています。

　このほか、楽しみについては別の項に「楽しみは是人のむまれ付たる天地の生理なり。楽しまずして天地の道理にそむくべからず。（巻第2）」として「楽しむこと」は天から与えられた人の道であり、健康で長生きして、人生を長く楽しむことは人の道理である、としています。

　また、「年老ては、わが心の楽（たのしみ）の外、万端、心にさしはさむべからず。時にしたがひ、自（みずから）楽しむべし。自楽むは世俗の楽に非（あら）ず。（巻第8）」として、年を取ったら、楽しみ以外は考えないで、どんな時も楽しもう。そして楽しむ時は自分から楽しむことが大切であるとあります。無論、何を楽しむかは一人一人の価値観によって違いますが、楽しむということは人から、楽しませてもらうような受動的なものではなく、自分から楽しもうと意識して、楽しんでいく自主的なものと述べています。確かに「楽しみ」は人から与えられるものではなく、自分で楽しもうとする気持ちがないと得られないものだからでしょう。朝起きたら、「今日を楽しむぞ」と自分に言い聞かせて、毎日を楽しむことは確かに健康には大切なことです。

　このように『養生訓』では健康は「天地父母への孝行」のためと「人生を長く楽しむ」ために大切なものと考えていました。

健康は「人生100年時代に蓄えておくべき資産」であり、「幸福感の第1位のもの」

これに対して、現代では、健康は人生の資産であるとする考えが加わりました。

イギリス・ロンドンビジネススクールの教授であるグラットン[5]は著書の『LIFE SHIFT（ライフ・シフト）』の中で、健康は「人生100年時代」の大切な資産として若い時から蓄えておくべきものと位置付けました。グラットンは健康や対人関係などの「見えない資産」は、貯金や土地・家屋などの「見える資産」と同様、「人生100年時代」を生きるために必要なもので、若い時から意識して蓄えておくものとしています。

実際、健康であることは経済的にも利点があります。例えば、2020年の医療費について見ますと、日本人の生涯医療費は男女平均して約2600万円（厚生労働省）ですが、そのうち、約50％は70歳以上になってからの出費です。所属する健康保険や医療保険によって、実際の負担額は異なりますが、老後の負担としては大きなものとなります。こうしてみると、やはり健康は若い時から蓄えておくべき資産と言えます。

こうした経済的な問題のみならず、健康であることは精神的にも大切なものであることが分かってきました。

2014年に厚生労働省が行った全国5千人の中堅層を対象にした「健康意識に関する調査[8]」では、約72％の人が「幸福感の第1位は健康である」と答えま

した。健康のほかは「家計の状況」や「家族関係」と続きましたが、これらの貢献度は40％台とかなり低く、健康が断トツに第1位であることが示されています。

　さらに、健康の判断については「病気でないこと」であり、ついで「おいしく飲食ができること」や「体が丈夫なこと」とされています。

　このように現代の健康は「人生の資産の一つであり、幸福感の第一歩」と言うことができます。

3）健康の自主管理

　（巻第1）「人の命は我にあり、天にあらずと老子いへり。人の命は、もとより天にうけて生れ付たれども、養生よくすれば長し、養生せざれば短かし。然れば長命ならんも、短命ならむも、我心のまゝなり」

　（巻第1）「身を慎み生を養ふは、是人間第一のおもくすべき事の至也」

　（健康増進法・第2条）「国民は、健康な生活習慣の重要性に対する関心と理解を深め、生涯にわたって、自らの健康状態を自覚するとともに、健康の増進に努めなければならない」

人の命は我にあり、天にあらず
- 健康の管理は自己責任 -

　『養生訓』の巻第1に「私たちの身体は、父母からいただいた、何にも代えがたい大切なものなので、不摂生な生活によって身体をこわし、命を失うことは愚

かなことである。体を健全に保ち、命を大切にすることは、人が行うべき第一のこと」としています。さらに別の項で老子の言葉を引用して「人の命は我にあり、天にあらず」「無病長生は我にあり」として、健康は自分の責任で管理し、天命に任せていてはいけないとしています。

　「ソサエティー 5.0」のヘルスケア目標には「これまで医療者に依存していた健康管理に、個人がさらに積極的に参加して管理すること」を掲げ、これまで以上に自分の健康に管理責任を持つことを求めています。加えて、2004 年に定められた「健康増進法」では「国民は健康増進に努めなければならない」と健康は国民の努力義務としました。

　また、2000 年から始まった「健康日本 21」のプロジェクトでは、個人の健康は社会や国家をつくるための基盤であるので、国は「国民が健康になるための目標設定や環境整備」を推進することを責務とするとしています。

　このように社会や国からの支援はあるにしろ、これから自分の健康は自分で責任を持って管理することがより一層求められています。

4）貝原益軒と日野原重明

　（巻第 1）「古の君子は、礼楽をこのんで行なひ、射御を学び、力を労動し、詠歌舞踏して血脈を養ひ、嗜慾を節にし心気を定め、外邪を慎しみ防て、かくのごとくつねに行なへば、鍼灸薬を用ずして病なし」

（日野原重明）[7]「医療の場においては、Evidence-Based Medicine（EBM）の必要性が問われ、研究の場に限らず、臨床判断にもその考えは不可欠とされつつある」

（日野原重明）[8]「人間とはそもそも『病む』生き物であり、必ず欠陥を抱えて生きています。そのことを踏まえたうえで今日という日を健やかに生きればいいのです」

貝原益軒

　こうした健康についての考え方は、その時代のオピニオンリーダーによって、大きく影響を受けます。江戸時代は貝原益軒であり、現代は日野原重明を挙げることができます。この項では２人の健康論を比較して、その変化を見ていきたいと思います。

　益軒は子どものころから病弱でしたが、父や医学書から、医学を学び、自分の健康に役立てました。『養生訓』での記述は多くの場合、経験が主体となっていますが、そのほか古書や古典の文献も引用して健康法を説いています。巻第１には「昔の君子は好んで礼節を行い弓と乗馬を学んで運動し、詠歌や踊りで血管を養い、節制して心気を安定させて、病気を防いでいた」と昔の君子の健康法を述べています。

　こうした、養生法の確立には、妻の東軒の支えが大きく貢献していたようです。東軒も幼少から病弱であったので、益軒は東軒の体調を気遣うことで、東軒からも間接的に健康法を学んでいました。

東軒については今から、30年ほど前ですが福岡市立博物館での特別企画展（「筑前の女性文化人展」）を偶然に見たことがあります。その時の解説などから考えますと東軒はかなりの才女で、音楽や書にも長けて、才気あふれる女性であったようです。益軒にとっては健康獲得のための養生法についての優秀なアドバイザーであったのみならず、客人を招いて琵琶の合奏を一緒に楽しんだり、2人で京都旅行に出かけたりしたこともあり、益軒とは君子偕老のお手本のような夫婦でした。

　夫婦仲がよくないと、夫婦ともに心臓疾患や肥満のリスクが高くなることが、アメリカ・イェール大学のチェン[9]の研究で明らかにされています。益軒夫婦の仲のよさは、益軒と東軒の長寿にも寄与したものと思われます。

日野原重明

　日野原重明は大変有名な医師で、聖路加国際病院の院長などを歴任し、現代の健康科学におけるカリスマ的な存在でした。残念なことに、2017年7月18日に105歳で逝去されましたが、看護師教育、予防医学、生活習慣病、望ましい生き方と死に方などについて、多くの業績を残されました。研究者として尊敬すべき、学ぶところの多い先生でした。

　先生については多くを記すことはありませんが、「よど号」事件の被害者になったことや、「オウム真理教のサリン事件」での活躍は有名な逸話です。加えて、

それまで「成人病」と呼ばれていた一連の症候群を「生活習慣病」と名付けられた先生のお一人としてもよく知られています。

こうした日野原と益軒の健康についての考えを比較してみました。多くの共通点と相違点を見出すことができます。

	貝原益軒	日野原重明
養生	養生をして健康を保ち、長寿を全うするのは親孝行。	命の器である身体を養うことはめいめいの義務である。
活躍	83歳で『養生訓』を執筆。	82歳で聖路加国際病院院長就任。
長生	長く人生を楽しむために、長く生きる。	ライフワークを持つことが長生の秘訣。
気迫	命は気なり。	気が満つる。そういう一瞬を自覚して年を取ろう。
一病息災	持病あり。	持病あり。
生活習慣	良き事、悪しき事、皆習ひより起きる。	成人病を生活習慣病に改名。
呼吸法	調息、気息の法。ゆっくり吐き出す。	まずは吐き切ること。
食事法	腹八分目。	少食のすすめ、過食の戒め。
歩く	食後には歩行して、身を動かす。	歩く、できれば速歩で。
時間	1日を10日と考える。	1日を長く生きる。
読書	無類の読書好き、10歳で小説、指南本など読破。	夜、就寝前30分の読書、1年で大変な読書量になる。
おしゃれ	清福、和楽。	いつもおしゃれを。
仲間	夫婦で琵琶の演奏会を主催して仲間づくり。	1人で耐えられないことでも仲間がいれば耐えられる。

主な共通点はまず、健康に生きることへの気迫です。２人とも持病がありながら、健康への情熱を燃やし続けています。一病息災です。さらに、高齢になっても、第一線で活躍し、生涯現役の気迫を示しています。益軒は83歳で『養生訓』を執筆。一方、日野原は82歳で聖路加国際病院の院長となり、ベストセラーとなった『生き方上手』を執筆しました。健康以外の何事にも通じるのでしょうが、まずは気迫と意欲が大切です。さらに、２人はともに、健康には適正な生活習慣が重要であることを強調しています。食事法、軽運動、呼吸法、生活環境整備など平凡な毎日の生活における注意点です。食事の取り方では過食と早食いを避けることを第一に挙げ、運動としては食後のウオーキングなどの軽運動がよいとしています。さらに、呼吸については腹式呼吸のようなゆっくりと大きく吐くことを勧めています。また、時間管理を厳しくし、効率よく時間を使うこと、特に高齢になってからは１日を長く使うことを重視しています。限られた命は、限られた時間と言い換えることができることから、時間を大切にすることは命を大切にすることに通じるからだと思われます。また、読書やおしゃれ心、人間関係、さらに人生を積極的に楽しむ姿勢とメンタルヘルスケアの重視などが共通する点です。このように、貝原益軒と日野原重明の考えは多くの点で一致しています。
　しかし、明らかな相違点も見られます。益軒は経験に基づく養生を原点とする健康法を提唱したのに対して、日野原は客観的な科学的根拠に基づく医療

（Evidence-based medicine;EBM）を原点にする健康法を推奨しています。

日野原はEBMについて、「自然科学的な技法を効果的に使って、その証拠を材料にして、目の前の患者の健康問題をより効果的に解決する技法」と述べ、患者の健康指導には科学的根拠に基づくものを重視すべきとしています[9]。こうした点から、経験も大切にしながら、科学的根拠を基にした健康を考える姿勢がうかがえます。

このように『養生訓』では益軒が経験に基づく健康法を説いたのに対し、日野原は経験も大切にしながら、EBMに基づく健康を考えるように提唱しています。

【2】病因論の進化
1）「病は気から」から
「病気の原因は遺伝と環境から」へ

（巻第2）「百病は皆気より生ず。病とは気やむ也」

（巻第1）「身をそこなふ物は、内慾と外邪となり。内慾とは飲食の慾、好色の慾、睡の慾、言語をほしいまゝにするの慾と、喜怒憂思悲恐驚の七情の慾を云。外邪とは天の四気なり。風寒暑湿を云」

（平成30年版厚生労働白書第2節、病気の現状と取り組み）「病気は、①病原体や有害物質などの外部環境因子、②遺伝子異常などの遺伝要因、③食生活や運動、睡眠、喫煙などの生活習慣を要因に発症する」

（エピジェネティクス）「エピジェネティクスとは環境因子や生活習慣によって後天的に遺伝子の働き方が

変わる仕組みを研究する学問分野のこと。この時、遺伝子は働き方が変わるだけで、傷ついたり変形したりしない。こうした遺伝子の働き方に影響する後天的な環境因子にはウイルス感染や食事、ストレス、老化といったものが含まれる」

病は気から − 「気」について −

『養生訓』では病気の原因は「気」から生じるとして、「病は気から」と考えていました。

一般に「病は気から」とは、気持ちの持ち方が病気に影響するので、「気持ちを強く持って、ポジティブ思考で病を乗り切ろう」といった意味に使われます。このように「気」は通常、「心の動き（気持ち）」と捉えられていますが、『養生訓』で述べられている「気」は気持ちのことだけではないようです。

もともと、「気」は中国哲学の言葉で、万物の構成要素の元となるものであり、目には見えないが、動きがあり、作用を起こす（エネルギーがある）ものとされています。さらに「気」は「氣」の略字とされ、米（コメ）を炊いたり蒸したりする時に立ち上る湯気の象形文字とする説もありますが、まだ議論の余地があるようです。

『養生訓』では「素問に、怒れば気上る。喜べば気緩まる。悲めば気消ゆ。恐るれば気めぐらず。寒ければ気とづ。暑ければ気泄る。驚けば気乱る。労すれば気へる。思へば気結るといへり。百病は皆気より生ず。（巻第2）」と「気」を説明しています。中国の古典的

医学書、『素問』を引用して、「気」は感情や天候の変化によって影響を受けるとしています。このほか、二日酔いや不摂生な生活も「気」には悪いものとしています。

このように「気」を「目には見えないが

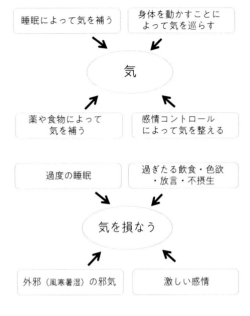

エネルギーがあり、作用を示すもの」と考えると、電磁波や微粒子、あるいは、ある種の化学物質が想像されますが、本体はよく分かりません。さらに、気は運動によって巡すことができ、食べ物や睡眠によっても補うことができるもので、感情コントロールによって整えることもできるとしています。このほか、漢方薬にも「補気剤」と呼ばれる気を補う一群の薬もありますので、薬によっても補うことができます。

また、『養生訓』では「気」が付く言葉として「元気」「精気」「血気」「食気」「天の気」「邪気」などの言葉が使われています。このように「気」は、心の持ち方が基本ですが、それ以外にも、生理学的現象や気候など幅

広い意味で解釈していたようです。

　いまだに納得のいく説明はできませんが、分からないことだからこそ、現代科学で解明していきたいものです。

「気」を損なう内慾と外邪

　『養生訓』では病気の原因となる「気」を損なうものは「内慾と外邪」とし、本能的に内部から生じる慾（内慾）と天候などの外部の環境からくる邪気（外邪）としています。

　内慾とは飲食、好色、睡眠や放言などの慾と七つの感情（喜・怒・憂・思・悲・恐・驚）のことを言っています。これらは元来、本能と感情であり、生理的なものですが、過剰になると身体には悪い影響が出るとしています。

　また、外邪は風・寒・暑・湿の四つの天候の気であり、これらは時によって、健康に悪い影響を及ぼすので防ぐようにとしています。巻第1には、「天からの気象によって、体を傷めることはどうしようもないが、自分の不注意で体を傷めることはよくない」としています。自分の努力で防ぐことができるものを防がないのは自己の過失であり天命ではない、と健康の自主管理論が述べられています。

「気」は波動か

　このように『養生訓』で述べられている「気」の本体は、なかなか完全には理解できませんが、以前、一

つの考えとして、西洋医学や東洋医学とは異なるドイツの振動医学からのアプローチがありました。振動医学では、人の身体を含め全ての物体は電子やクオークなどの素粒子からなり、全てのものは素粒子の塊として一定の振動をしている。正常な細胞は特殊な測定器で測定すると正常な振動であり、病気になった箇所から出る波動は異常であるとしています。従って、病気の細胞は発生する波動の異常から診断ができ、さらに固有の振動を与えて、異常な振動を正すことによって治療することができるとしていました。

　こうした考えから、ドイツ振動医学推進協会のヴィンフリート[1]は振動医学の創始者とされるシュミットの考えに基づいて「東洋医学での『気』は振動医学における量子論での波動と共通するものである」と述べ、「気」は波動であることを主張しました。ただ、従来の波動測定法では「気」の検出がなかなか困難で、不安定なこともあり、科学的に説明するには、さらなるエビデンスが必要なようです。

　このように現時点ではまだ、「気」は未知の分野ですが、病気、元気、気持ちなど健康に関連する「気」の本体が1日も早く、科学的に解明されれば、『養生訓』のみならず医学全般に新しい解釈ができるものと期待しています。

「病は気から」の科学

　『養生訓』での「気」はこのように広い意味で使われていますが、病気の発症には「気持ちの持ち方（気）」

が大きな役割を果たすことも事実です。イギリスの科学ジャーナリスト、マーチャント[2]は『「病は気から」を科学する』の中で、病気の発症と治癒に果たす「心」の役割を述べています。多くの病気が心の動きによって発症したり、治ったりすることを実例を挙げて説明しています。

その一例はプラセボ（偽薬）効果です。鎮痛効果のない偽の薬でも鎮痛薬と信じて服用すれば、30～40％の人がその効果を実感することを示し、治療における「心」の持ち方の大切さを述べています。さらに、自己免疫疾患やがんなどの治療において、心の持ち方によって神経系から免疫系への影響が科学的に証明され、ポジティブ思考によって、患者さんの病状が回復したことなどを示しています。確かに、免疫系と神経系の結びつきは、免疫臓器の神経支配や免疫細胞上の神経化学伝達物質の受容体が、心の動きによって活性化されたり、抑制されたりするということによって明らかにされています。

このように、「病は気から」とする考えは病気の発症や悪化の原因として、科学的に示されていますが、「心」の動きのみで、全ての「病気」を説明できず、現代では、別の観点から、病気の原因を考えています。

病気の原因は遺伝と環境 – ジエンド・オブ・イルネス –

その一つとして、2018年に厚生労働省は白書[3]で「病気は、病原体や有害物質などの外部環境因子や遺伝子異常などの遺伝要因および食生活や運動、睡眠、喫煙

などの生活習慣が発症の要因になる」と述べて、病気の原因は遺伝と環境にあることを示唆しています。

　内的因子である遺伝は遺伝子をはじめとして、素因および体質を含み、生活習慣も含めた外的因子は栄養、天候や有害な化学的、物理的、生物学的因子などが挙げられます。

病気の原因

	養生訓	現代
内的因子	内慾（過剰な本能）	遺伝、体質、内分泌、免疫など
外的因子	外邪（天候、気象など）	栄養、生活習慣、気象、生活環境、有毒化学物質、病原微生物など

　こうしたことから、病気の原因が遺伝と環境にあると考えますと、その組み合わせは３通りあります。第一は遺伝（子）のみによって、環境には影響されず発症する場合です。単一遺伝子疾患と呼ばれるまれな病気です。家族性高コレステロール血症、筋ジストロフィーや神経線維芽腫症などがその例です。２番目は遺伝の影響を受けず、環境因子のみで発症する場合です。食中毒や高山病などです。環境中の有害因子、例えば食中毒なら中毒菌であり、高山病なら気圧や気象変化などが原因です。３番目は環境と遺伝が組み合わさって発症する病気で、多因子性疾患と呼ばれています。ほとんどの病気はこの組み合わせが原因となって起きると考えられています。

こうした多因子性疾患に関して、アメリカ・南カリフォルニア大学のエイガス[4]は『ジエンド・オブ・イルネス−病気にならない生き方』の中で、発症に関与する遺伝因子と環境因子の割合を具体的に述べています。

疾患発症に影響する因子

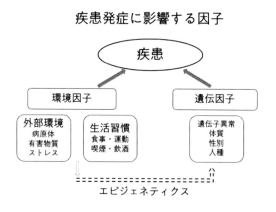

　肥満、糖尿病、バセドー氏病など代謝やホルモンの異常によって起きる病気は約60％が親からの遺伝（子）が関与し、残りの40％が環境によるとしています。また、黄斑変性や緑内障などの眼疾患は、遺伝の関与が強く、約70％が遺伝によるとしています。逆に、肺がん、胃がん、大腸がん、前立腺がんなどのがんは60％以上が環境因子に依存し、遺伝の関与は少ないと報告しています。がんは環境因子によって遺伝子（DNA）が傷ついて発症する病気ですが、環境によって傷ついたDNAが遺伝することはほとんどありませんので、がんはほとんどが遺伝より、生活や環境が発

症に関与していると思われます。

遺伝の関与

　また、病気の発症に遺伝が関与することは、家族歴などによって知ることができます。祖父母や両親がぜんそくであると、子どもや孫がぜんそくになるケースはよく耳にします。

　こうした病気の発症における遺伝の関与を確かめるには、ある程度、決まった研究方法が用いられます。まず、両親と子どもの同一疾患の発症率を調べ、親から子どもへの遺伝を調べます。次いで同じ病気を持つ一卵性双生児と二卵性双生児での発症率を比較します。一卵性双生児の遺伝子の一致率は99％以上であり、二卵性双生児では50％前後ですので、一卵性双生児と二卵性双生児での発症率を比較して、一卵性双生児の発症率が二卵性双生児に比べて２倍に近ければ遺伝の関与がほぼ確実視されます。このような双子における研究結果などから、遺伝の関与が明らかになれば、最終的に候補となる遺伝子を探します。アレルギー疾患などの免疫疾患でも、こうした手法によって発症遺伝子の研究が進められています。

　ただ、多くの場合、発症への遺伝の関与は病気になりやすいリスク（体質）の遺伝であり、病気そのものが遺伝するわけではありません。病気そのものの遺伝は、前に述べました単一遺伝子疾患です。

　近年の病気発症に関する遺伝と環境についての研究は飛躍的に進んでいます。病気になりやすい体質の遺

伝子や直接、病気と関係する環境因子が明らかになってきていますので、病気の予測や予防は、近い将来、情報技術の進歩に伴って、高い確率で可能になると思います。

環境の関与

　疾患発症における環境因子の影響については多くの研究があります。『養生訓』で述べられているのは主に天候の変化による影響ですが、現代では食事と関連した栄養の問題、そのほか圧力や熱などの物理的な力や有毒物質などの化学的な因子あるいは病原微生物などによる生物学的因子が挙げられます。筆者らもアレルギー疾患の発症における環境因子の影響を基礎的な立場から研究しました。

　筆者らの研究目的はアレルギー疾患の治療薬を見出すことですが、そのためにはアレルギーの発症機序を知る必要がありました。アレルギー疾患は古くから、発症には家族歴があり、動物でもある特定の系統のネズミやウサギがアレルギーを発症しやすいことなどから、遺伝子の関与が知られていました。

　これに対して、筆者らは病原体による感染や大気汚染の原因であるディーゼル排気ガスの影響を検討し、それらの環境因子はアレルギーを起こしやすい方向に免疫反応を導き、発症の促進や症状の悪化など、病気を増悪させることを見つけました。さらに、こうしたアレルギーを起こしやすい状態は、環境を整備することで回避できることも明らかにしました。こうした筆

者らのデータからもアレルギーの発症には環境の関与が大きいことが分かります。

このようにアレルギー疾患も遺伝と環境の二つの因子が組み合わさって起きる病気ですが、環境も重要な発症因子であり、ほかの多因子性疾患でも、環境の関与は大きなものです。従って、環境整備は多因子性疾患の予防や治療には有効な方法と言えます。

環境は健康に関わる遺伝子に働き方改革を起こすことがある（遺伝子のスイッチ・オン・オフ）－エピジェネティクス－

この遺伝と環境の関係について、最近の研究で、ある種の環境因子が遺伝子の働き方に影響を与え、「遺伝子の働き方改革」を起こすことが分かってきました。この時、遺伝子は傷ついたり、構造が変わったりするわけではなく、働き方だけが変化します。環境の変化に応じて、ある遺伝子のスイッチがオンになったり、オフとなったりして、遺伝子が働いたり、休んだりするわけです。このことをエピジェネティクな変化といい、こうした変化を研究する学問をエピジェネティクスと呼んでいます。エピは「後で」、「ジェネティクス」は遺伝学を指し、これら二つの言葉の合成語です。

エピジェネティクスを理解するには、いろいろな細胞が示す特異的な構造や機能に着目すると分かりやすいと思います。通常、人は一つの細胞に約２万２千個の遺伝子を持っています。しかし、この約２万２千個の遺伝子は身体のどの臓器のどの細胞でも常に同じよ

うに働いているわけではありません。その細胞の置かれた環境と与えられた状況によって、必要な遺伝子だけが、選択的に組み合わさって働きます。

こうした変化は、後天的な環境の変化によっても起きます。摂取した食品や生活習慣によっても影響を受け、その刺激の種類や強さに応じて必要な遺伝子のスイッチがオンになったり、オフになったりして、「遺伝子の働き方改革」が引き起こされるのです。このように、私たちの生活習慣や環境の変化は遺伝子の構造や形には影響せず、働き方に影響を与えます。

双子の宇宙飛行士 – 人でのエピジェネティクス –

環境による遺伝子の働き方改革（エピジェネティクな変化）に関する興味深い例を紹介します。

アメリカ航空宇宙局（NASA）の研究報告[5]です。NASAに所属する宇宙飛行士スコット・ケリーとマーク・ケリーは双子の兄弟です。一卵性双生児で、2人は99％同一の遺伝子を持っています。2人のうちスコットは2010年に宇宙ステーションに滞在する任務に就き、1年近く、宇宙に滞在した後、無事、地球に帰還しました。これに対してマークは地球に残って、地上で日常の勤務をしていました。そしてスコットが帰還後、NASAでは宇宙で何が起きたかを調べるために2人の遺伝子（DNA）の変化を比較しました。

その結果、宇宙で生活していたスコットの遺伝子はマークの遺伝子と比較すると、約9千個が働き方改革を起こしていました。変化した遺伝子のほとんどが、

宇宙で受けた物理的な攻撃から身を守るための健康遺伝子でした。宇宙では強烈な放射線を浴びることや、無重力状態での生活によって骨がもろくなるなど老化が進むことが知られていますが、変化した遺伝子の多くはそうした体に起きる異常を元に戻すために働く遺伝子だったのです。

　このように環境によって、遺伝子のスイッチがオンになったり、オフになったりして、遺伝子が選択されて働くことが実際に人でも観察されました。

環境物質と食品（野菜、お茶、オリーブオイル）によるエピジェネティクな変化

　こうした例からも分かるように、環境変化によるエピジェネティクな変化は健康を獲得する上で、大変、大切なものです。

　アメリカの内科医で遺伝学者のモアレム[6]は『遺伝子は変えられる—あなたの人生を根本から変えるエピジェネティクスの真実』の中で食事や生活環境によって遺伝子の働き方が変わる実例を紹介しています。

　そこで、何が健康に関連する遺伝子の働き方改革に影響を及ぼすかを調べてみました。化学物質としては大気汚染物質、たばこの化学成分、食品関連物質、医薬品、農薬であり、物理的な因子としては紫外線、放射線、熱などが、また、生物学的な因子としてはウイルスなどの病原微生物などが挙げられます。そのほか、興味深い例としてはストレスやトラウマなどの心因的なものも報告[7]されています。

この中で、私たちに一番身近なものは食品ですので、食品の例を見ていきましょう。

　食品としては蜂蜜のロイヤルゼリー、ブロッコリーやキャベツに含まれるイソチアネート、緑茶成分のエピガロカテキン・ガレート（EPGCG）、ブドウに含まれるレスベラトロールあるいはウコンの成分、クルクミンなどが詳しく研究されています。

　そのほかの食物としては地中海料理が詳しく研究されています。地中海料理は健康によい食として、日本料理と同様、ユネスコの世界遺産にもなっています。

　すなわち、スペインのナヴァラ大学のアプロンら[8]は地中海料理によく使われるオリーブオイルとナッツの影響について研究しました。36人の被験者にオリーブオイルとナッツを５年間毎日、食べてもらい、その人たちの遺伝子の働き方を調べました。その結果、毎日、オリーブオイルとナッツを食べた人は肥満や高血圧などのメタボリック・シンドロームを予防するために働く遺伝子がオンになりました。オリーブオイルとナッツはメタボリック・シンドロームを防ぐ遺伝子の働きをオンにして活性化したのです。こうした結果から、地中海料理は健康遺伝子に働き方改革（エピジェネティクな変化）を起こして、健康に有益な遺伝子を活性化することが分かりました。このほか、さまざまな食品のエピジェネティクスが調べられています[9-16]が、日本人に身近なものに緑茶があります。緑茶は、大変幅広く研究されています。中でも、緑茶に含まれるEPGCGについては詳しく研究され、EPGCGは「が

ん」「肥満」「心疾患」を抑える遺伝子のスイッチをオンにすることが明らかにされています。お茶の健康効果については後ほど、食材のところでも述べますが、お茶の EPGCG は日本人に最も身近なエピジェネティクな変化を起こす食品由来の物質と言えます。

　また、ウコンに含まれるクルクミンやブドウの成分であるレスベラトロール、あるいはコリン、ベタイン、葉酸、ビタミン B$_{12}$ などのサプリメントについても、健康に役立つ遺伝子に働き方改革を起こす、よい働きがあることが、多くの研究によって明らかにされています。

　こうした食物や飲料による遺伝子の働き方改革が明らかになるにつれて、これらの遺伝子のスイッチ・オン・オフを正確に測ることができれば、将来、どんな時に、どの食物をどれくらい食べればよいか、どんな飲み物をどれくらい飲めば健康遺伝子によい影響が出るかが、分かるようになります。このほか、生活習慣や環境あるいは薬によってもエピジェネティクな変化が観察 [17-21] されていますので、科学的にエピジェネティクな診断ができるようになれば、食べ物や生活環境をコントロールすることによって、病気の予防に応用することができます。エピジェネティクスを応用した病気の予防です。

エピジェネティクな変化とその原因[7-21]

原因	エピジェネティクな変化の結果	代表的研究
食品		
地中海料理（ナッツ・オリーブオイル）	メタボリック・シンドローム予防	Apron（2017）
ロイヤルゼリー	女王バチ化（体重増加、卵巣発達など）	Kamakura（2011）
緑茶（エピガロカテキン・ガレート・EPGCG）	抗がん作用	Li（2021）Iwasaki（2010）
コリン・ベタイン	抗がん作用、抗老化作用	Zeisel（2017）
ウコン（クルクミン）	抗老化作用、抗がん作用	Fernandes（2021）
ブドウ、ベリー（レスベラトロール）	抗老化作用、抗がん作用	Fernandes（2017）
キャベツ（イソチアネート）	抗がん作用	Hudlikar（2021）
大豆	抗がん作用	Magee（2012）
生活		
カロリー制限	抗老化作用、抗がん作用	Martin（2013）
たばこ	肺機能	Wu（2019）
ストレス	うつ病	Park（2019）
いじめ	トラウマ	Kwapis（2014）
薬物		
アザシチジンデシタビン	抗がん薬	Bohl（2018）Nie（2014）

2）生活習慣

　（巻第2）「凡よき事あしき事、皆ならひよりおこる」
　（八つの健康習慣・ブレスローの考えに基づき改変）
「①禁煙　②定期的なうっすらと汗をかくくらいの運動

③７〜８時間の睡眠 ④食養生；栄養バランスを考えた腹八分目の１日３回の規則正しい食事 ⑤ほろ酔い程度の飲酒 ⑥適正なＢＭＩの維持 ⑦10時間未満の労働 ⑧ストレスを発奮材用に変えるメンタル・ヘルスケア」

養生訓での生活習慣

　『養生訓』の巻第２には「よいことも悪いことも多くのことは、みな習慣から起きる」として、健康の獲得・維持における生活習慣の大切さを述べています。一般に人の行動は約45％が習慣から成り立っているとされています。さらに、習慣が身につくためには、繰り返しと感情の二つの要素が大切であることが知られています。

　朝、目覚めて顔を洗い、歯を磨くなどの日常の生活は考えないでも繰り返し、爽快感によってパターン化されます。脳が行動をパターン化することで、思考なしに行動を繰り返します。従って、習慣は、いったん慣れてしまうと、なかなか見直す機会がありません。その習慣が健康によいことであるか悪いことであるかはなかなか気付かないで過ごしますので、時折、時間をつくって自分の習慣を見直すことが必要です。また感情としては、当然ですが心地よい感情（快感）が最も役立ちます。

習慣と脳内報酬系

　こうした気持ちよく、快適な気分での行動が習慣化

される仕組みが最近の研究で明らかにされてきました。

　脳内報酬系と呼ばれる脳内の働きです。心地よいことが起きると、脳が快感として受けとめ、やがては繰り返し、その系を活性化したくなる仕組みです。褒められたり、賞をもらったり、うれしいことがあると、その高揚感が快感となります。大脳、中脳、大脳辺縁系や視床下部が関与して、ドパミンを伝達物質として回路を形成します。

脳内報酬系と生活習慣

　　喫煙（ニコチンによるドパミン神経の刺激）
　　飲酒（ドパミンの分泌促進）
　　おいしさ
　　　　（過食によるドパミン受容体数の減少；麻薬依存性と類似）
　　糖・脂質（ドパミンの分泌促進）

　この回路はある種の生活習慣によっても、活性化されます。喫煙、飲酒や過食が典型的な例です。この中で、問題になるのは、人がこれらの刺激を繰り返し求めるようになることです。そのことを行動嗜好と呼んでいますが、こうした行動嗜好は、それが社会的あるいは健康上の問題をもたらすと分かっていても、止められなくなることが困るわけです。上述のような生活習慣のほかに、麻薬や恋愛、おいしい食べ物、そのほか、お金を得ることや犯罪、買い物などによっても引き起こされますので、麻薬中毒やギャンブル中毒での役割についての研究が進み、この面からの治療へのア

プローチが始まっています。

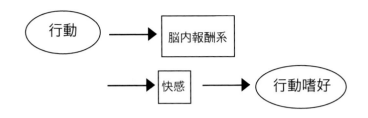

　『養生訓』では、こうした食欲、性欲、睡眠欲など
が習慣化して、過度な行動嗜好を引き起こすことが健
康に悪いと考え、行動嗜好による繰り返しを防ぐよう
に再三、述べています。
　しかし、食欲、性欲、睡眠欲は本来、生理学的に必
要な本能ですので、全くやめることはできません。従っ
て、過剰な繰り返しのみを制限するように戒めていま
す。
　行動嗜好のコントロールは、その基準が一人一人違
いますが、理性と認識によってのみ防がれますので、
健康に悪いと思えば、「やめる」とする強い気持ちが
大切になります。
　一方で、この脳内報酬系はやる気のアップや生産性
の向上につながるワクワク、ドキドキ系ですので、勉
強やスポーツなどの一般的によいと思われることは習
慣化して、行動嗜好を起こさせ、有効に活用すれば、
健康にとっても大きな推進力となります。
　しかし、健康のためとはいえ、そうした行動を習慣
化するには、ある程度の日数がかかります。ロンドン

大学のラリーら[22)] は 46 人のボランティアについて、体重コントロールのために行う食後の運動を指標に習慣化にかかる日数を検討しました。その結果、4 週間くらいで、かなり身に付くようになりましたが、完全に身に付けるには 12 週間が必要であったと報告しています。これまで、身体によい習慣は 3 週間くらいで身に付くとされてきましたが、結果はかなり厳しく、よい習慣を獲得するためには 12 週間も必要とするようです。

　確かに、禁煙外来での禁煙の習慣を獲得するためのワン・クールの期間は 12 週間とされています。このように、習慣が身に付く場合も、悪い習慣から離脱する場合も、習慣を変えるには、長時間の努力が要ることを知っておく必要があります。

　こうしたことから、悪い習慣は、まずは、身に付けないことが肝要です。

生活習慣病

　このように習慣の形成には長期間の繰り返しと快適な感情が関与しますが、健康に悪い習慣は続くと生活習慣病を招きます。

　以前、わが国では、糖尿病や高血圧、がん、心疾患などの発症の要因は加齢が関与すると考えられていましたので、これらは成人病と呼ばれていました。しかし、1990 年代後半から、原因が生活習慣（食事、運動、休養、喫煙、飲酒など）にあることが分かり、生活習慣病と呼ぶことになりました。

さらに、2005年には日本内科学会が、内臓脂肪型肥満を持つ人で生活習慣病を複数抱えている人は、心血管系の病気のリスクが非常に高くなることから、そうした症候群をメタボリック・シンドローム（メタボ）と名付けました。

　メタボは病名ではありませんが、脳卒中、心筋梗塞、糖尿病などの心血管病の前段階の症候と言えます。

　メタボの診断基準は2021年現在で、腹囲が男性では85cm以上、女性で90cm以上、かつ、脂質異常（トリグリセライド［中性脂肪］150㎎/dL以上かつ/または善玉コレステロール［HDL］40㎎/dL未満）、高値の血圧（収縮期血圧130mmHgかつ/または拡張期血圧85mmHg以上）、または高値の血糖（空腹時血糖値110mg/dL以上）の三つの病態のうち二つ以上が該当した場合、メタボと診断するとされています。

メタボリックシンドロームの診断（心血管病のリスク）

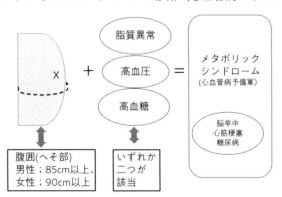

既に、はっきりと脂質代謝異常症や高血圧あるいは糖尿病と診断されている場合は、メタボからは除外されます。従って、メタボは、東洋医学的には「未病」の状態と言えます。

　こうしたことからメタボの予防は、まず、生活習慣の是正から始めます。長い間、習慣として身に付いたことを変えなければなりませんので、多少の我慢が要るかもしれませんが、『養生訓』には、「病気を防ぐために養生や日常生活での慎みや努力は習慣化すれば、それほど負担にはならない（巻第２）」としていますので、適正な生活には時間をかけても慣れることが大切です。

　メタボのみならず、生活習慣病の予防については、日本生活習慣病予防協会が「一無、二少、三多で生活習慣病を予防」を標語として掲げ、到達目標としています。一無は禁煙。二少は少食、少酒、三多は多動、多休、多接とする６項目です。

　このほか、生活習慣病予防にはアメリカ・カリフォルニア大学のブレスローの報告[23]を基にした七つの習慣が一般には推奨されています。

　そこで、筆者もブレスローの考えを基本に、以下の八つの項目を生活習慣病予防の注意点として提案しました。すなわち、①禁煙　②定期的なうっすらと汗をかくくらいの運動　③７〜８時間の睡眠　④食養生；栄養バランスを考えた腹八分目での規則正しい食事　⑤ほろ酔い程度の飲酒　⑥適正なＢＭＩの維持　⑦10時間未満の労働　⑧ストレスを発奮材用に変えるメンタ

ル・ヘルスケ—の８項目です。

　これらは、がん、心疾患、脳血管疾患、糖尿病の予防ケアとして、文献で推奨されていたものをまとめたものです。

　いずれにしても、生活習慣病やメタボは、今後迎える、便利で快適な超スマート社会では今以上に注意が必要になります。さらに、今回のCOVID-19や加齢に伴う慢性疾患の増悪因子にもなりますので、予防が大切です。生活習慣病は、まずは予防です。

【3】予防の考え方の進化
１）未病と治未病

　（巻第１）「聖人は未病を治すとは、病いまだおこらざる時、かねてつゝしめば病なく、もし飲食色慾などの内慾をこらえず、風寒暑湿の外邪をふせがざれば、其おかす事はすこしなれども、後に病をなす事は大にして久し。（中略）病のいまだおこらざる時、かちやすき慾にかてば病おこらず。良将の戦はずして勝やすきにかつが如し。是上策なり。是未病を治するの道なり」

　（日本未病学会・未病期の状態）「未病には『自覚症状はないが検査では異常がある状態』と『自覚症状はあるが検査では異常がない状態』がある」

　（平成９年版厚生労働白書・第１部・第２章・生活習慣病）「未病の考え方によれば、病気の発症をその予兆によって知り予防するとともに、いったん発病した場合であっても重篤にならないよう早期に適切に処

置することが肝要であり、これによって疾病のほかの臓器への拡散・転移および疾病の悪循環の防止が期待できる」

「治未病」と「未病ケア」と「予防」

『養生訓』は全編を通じて「病気予防のための生活習慣（養生法）」が述べられていますが、その中に「未病を治す」とする表現があります。未病については前項でも触れましたように、「ソサエティー5.0」のヘルスケア目標・2018年版に、「未病ケア・予防」として取り上げられました。

『養生訓』では、未病の定義や診断法については、あまり詳しく述べていませんが、未病の間に身体を健康な状態に戻す「未病を治する」ことの重要性が述べられています。

最も古い漢方医学の古典『霊枢』、『素問』や鍼灸などの古典『難経』に「上工は未病を治し、中工は已病を治す」とあったことから、『養生訓』では「聖人のような名医は病気になる前（未病）の治療を行い、病気にさせない。良将が戦わないで勝つことに似ている（巻第1）」としたものと思われます。

また、「未病を治する」すなわち「治未病」はある特定の疾患を予防するのではなく、「健康異常・病気未満」の状態から心身とも健康にすることであり、全人的な健康獲得が目標となります。この点はある特定の疾患を対象とした予防とは若干、意味が違います。「ソサエティ5.0」の目標として挙げられた未病ケアは

「治未病」と、ほぼ同じ意味と考えてよいと思いますが、予防としていますので、治未病の場合より、近未来に問題となる感染症、慢性疾患および生活習慣病の予防を意識したものと考えられます。

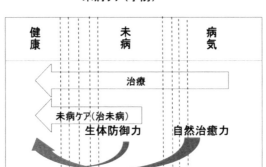

　治療は病気になってからの回復を指しますが、予防は健康な時から、ある特定の病気の発症を防ぐことや病気の再発を防ぐことの意味で使われます。従って、未病ケアは未病の状態からの健康獲得を目指す意味になります。

　いずれも、最終目的は健康を獲得することですが、出発点が違うわけです。治療は病気からであり、未病ケアと治未病は未病からです。さらに予防は健康な状態から始まります。これらの中で、治療は全面的に医師に依存しますが、未病ケアと予防は、自分の判断で自分自身が行うものです。

　こうした時、健康状態に回復するのに必要なものは

自然治癒力です。病気になった後に働く自然治癒力は傷んだ組織を再生し、修復しますが、未病の段階で病気の予防や進行を止めるのは生体防御力です。生体防御力も自然治癒力の一つですが、未病ケア（治未病）ではこの力が中心となって働きます。さらに、生体防御力にはホメオスタシスや免疫などの多彩な仕組みが含まれています。これらについては後述します。「私たちの身体には多くの医者が住んでいる」といったヒポクラテスの言葉は、確かに、マト（的）を射たものと言えます。

　このような未病ケア（治未病）のコンセプトは個人の健康のためには大切なものですが、同時に医療問題や高齢化問題を抱える世界の国々にとっても健康政策の重要な課題の一つと考えられています。

　中でも注目すべきは、本家の中国の活動です。中国では2006年に治未病政策5カ年計画が立てられ、2008年には「治未病」プロジェクトが発足しました。その後、国内の100カ所以上に治未病センターが造られ、生活習慣病予防と医療費削減のために治未病政策が進められました。まだ、成果の発表はありませんが、よい結果を期待しています。

　また、アメリカでは、1979年から始められた「ヘルシーピープル」と呼ばれるプロジェクトがあります。「治未病」と同じ内容を目指したものと考えられます。「ヘルシーピープル」では、不調を感じた人が、年齢に応じて到達目標を設定して、健康獲得への道筋を具体的に考え、生活指導を受けるものです。このプロジェ

クトは現在も続いていて、2020年には、アメリカ保健社会福祉局が新しい目標設定を発表しました。前回の2010年度の目標設定は目標が高過ぎて、到達度が19%と低くなったようですので、その反省の上に立ち、今回は現状に即した目標設定にしたとされています。これまでに、がん患者の減少や肥満の防止に大きな成果を上げていますので、未病を目指したプロジェクトとしては成功した例と言えます。

　このように、「治未病（未病ケア）」の考え方は表現の違いはあっても、外国でも試みられている予防医学の一つの流れになっています。

未病診断

　そこで、実際に未病ケアを行う時、問題となるのは未病の状態を知ること、すなわち、未病診断です。『養生訓』では具体的な未病の基準には触れていませんが、「生を養ふ道は、元気を保つを本とす（巻第1）」とあり、健康は元気という主観的なものが判断基準でした。確かに、まずは元気かどうかの主観が大切です。

　元気（健康）の基準は、一般に日常生活の質（Quality of Life;QOL）が満足できるものであり、生活活動（Activity of daily living;ADL）が極端に低下していないことが基本となります。チェックポイントは以下の項目になります。①疲れやすさ、疲れの取れにくさ ②風邪のひきやすさ ③傷の治りにくさ ④体のだるさ ⑤お腹の張り具合 ⑥胃腸の調子 ⑦肩こ ⑧腰や足の痛み ⑨めまい ⑩階段の上り下りでの息切れ―などです。

さらに、未病チェックのためには主観的な診断のほかに、血液や尿などの臨床検査値が参考になります。臨床検査は病院などの医療機関で行わなければなりませんが、検査項目としては血圧、尿検査、血球値、血中の各種脂質値、ヘモグロビンA1c値、高感度C反応性たんぱく質量、肝・腎機能検査値、内臓エコー検査に加えて男性なら前立腺腫瘍マーカー（PSA）などをチェックするとよいと思います。また、女性ではPSAの代わりにマンモグラフィーなどがよいのではないかと思います。このほか、近親者のかかった病気から推測される項目も測定するとよいと思います。

　検査は半年か1年に1回くらいがよいと思いますが、大切なことはまず、自分の正常値を知ることです。正常値を知らなければ、異常は分かりません。

　いずれにしても、未病ケアを行うためには、まず、自分が未病ではないかと、自分の体調に関心を持つことが大切です。

未病診断グッズ

　そうした観点から、近年、未病チェックのために最先端技術を利用したグッズやシステムが身近に利用できるようになりました。代表的な例は健康ウオッチ、簡単尿チェック、スマート体重計、眠り時間計などです。このほか、総合型健康管理システムというものもあります。また、生活習慣のチェックにはスマート歯ブラシ、スマートフォークなども市販されて、歯磨きの部位や回数、フォークを口に運んだ回数や時間を測

ることができます。食べるスピードやそしゃくの回数
などを知って、早食いを防止するのに役立ちます。
　こうしたグッズやシステムは今後、周りにどんどん
増えていきます。さらに、これからの超スマート社会
では、高い感度や正確さを持った機器が開発されるこ
とは間違いありません。このようにこれからの未病診
断はますます科学的、客観的に行うことができるよう
になります。

IoTやビッグデータを利用したグッズ

体調チェック

①健康ウオッチ	心拍数、血圧、歩数、消費カロリー	生活習慣病予防
②トイレ簡単チェック	尿中物質	生活習慣病予防
③スマート体重計	体重、体脂肪、水分量	肥満防止
④眠り時間計	睡眠時間・深度	不眠予防
⑤総合型健康管理システム		

生活習慣のチェック

①スマート歯ブラシ	磨き残し、ブラシ強度など	歯と歯ぐき
② IoT フォーク（HAPI fork）	食事スピード測定	早食い防止

　このような、未病チェックは未病ケアの第一歩であ
り、病気予防の早期発見・早期治療への出発点となり
ます。

遺伝子診断は未病診断の候補か？

　上述の未病チェックに加えて、近年、未病の診断法

として強力な方法が開発されています。遺伝子診断です。ビッグデータをもとに AI を使って、信頼度の高い診断を行います。遺伝子診断の特徴はデータが個人に特化できる点と一定以上の確率で将来の予測ができる点です。自分の将来の健康状態や病気の発症が予想できれば、適切な対策によって病気の予防もできます。

　さらに、血友病や神経線維腫のような遺伝子による疾患を発見できる利点もありますが、デメリットもあります。デメリットとしては個人情報のセキュリティーに関することです。もし、個人情報が漏洩した場合、生命保険や結婚などへの影響が懸念されます。

　まだ、こうした問題は残っていますが、アメリカではすでに 1990 年代ごろから遺伝子診断が普及して利用者も増えました。ハリウッドの女優、アンジェリーナ・ジョリーは遺伝子検査の結果から、がん予防ために、両乳房を切除し、2 年後には卵巣も摘除しました[1]。かなり、大胆な決断だったと思いますが、遺伝子診断を信頼しての結果だと思います。

　日本ではまだ、医療現場での診断方法として正式に採用されているものは少なく、個人の健康意識の高揚のために利用されることが多いようです。現在、肥満、糖尿病、高血圧、心筋梗塞、がん、アレルギー、精神疾患の診断に遺伝子診断を利用することができます。ビッグデータと AI を組み合わせた遺伝子診断は、今後、未病の診断法として、さらに発展することが予想されます。しかし、前述のように遺伝子情報は極めて個人的な情報ですので、医療倫理、特に個人のプライ

バシーを守るためのセキュリティーについては早急に
対応策を議論する必要があります。

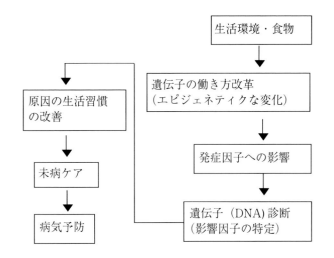

　このほか、前述のエピジェネティクな変化を診断す
ることも未病の診断に役立つと思われます。どのよう
な生活環境や食べ物が病気の発症に関連する遺伝子に
影響を与えているかが分かれば、健康に影響を与える
生活習慣や食べ物を知ることができます。
　一般化には時間がかかりそうですが、今後、確実に
進化していくものと思われます。
　また、現在、こうしたエピジェネティクな変化は、
すでに治療の標的になっています。エピジェネティク
な変化としてDNAのメチル化やヒストン脱アセチル
化に関与する酵素を阻害することで治療効果が得られ
る薬があります。アザシチンやポリノスタットという

薬です。「骨髄異形成症候群」や「皮膚Tリンパ腫」の治療に使われています。このように、エピジェネティクスは診断にも治療にも応用できる可能性があるので、今後、この分野の研究はますます進むものと思われます。

予防医学

『養生訓』で「未病を治す」とした病気予防の考え方は、現在、前述のように次第に科学的な根拠に基づいた未病ケアとして実践できるようになりつつあります。

予防医学は、これまで予防接種や集団検診などが身近なものでしたが、今後は新しい診断法に基づく未病ケアも加わって、超スマート社会での健康獲得への重要な分野として発展していきそうです。

一般に予防医学は第1次から第3次の3段階に分類されています。第1次予防は健康な時に、栄養、運動、休養など生活習慣を適正にして健康増進を図り、予防接種などによって感染症の発症を防ぐことです。また、第2次予防は不幸にして疾患や傷害が生じた時は、できるだけ早く診察を受けて、疾患の重症化を防ぎ、健康を獲得することです。さらに、第3次予防は治療の中で、保健指導やリハビリテーションによって機能回復を図り、生活の質（QOL）を向上させ、再発防止や社会復帰を促すことを言います。

こうしてみると、未病ケアは予防接種や生活習慣の適正化ですので、第1段階から第2段階の中間までに

位置すると考えられます。

【4】自然治癒力・生体防御力の考え方の進化
1）自然治癒力と生体防御力

（巻第7）「薬をのまずして、おのづからいゆる病多し」

（巻第7）「疾<ruby>疾<rt>やまい</rt></ruby>あつて、もし<ruby>明医<rt>めいい</rt></ruby>なくば薬をのまず、只病のいゆるを、しづかにかにまつべし」

（自然治癒力・生体防御力）「自然治癒力とは生体に異常が起きた時、特別な医療を施さなくても健康状態に回復することができる力のことをいう。組織修復（回復）力と生体防御力があると考えられる。また、生体防御力には自律神経系・内分泌系・免疫系によるホメオスタシスおよび免疫や炎症、生体防御遺伝子などが含まれる」

自然治癒力 – 病を治するものは自然である –

『養生訓』では「健康な時に平素から病気を畏れ、節度ある生活を心掛ければ病気にはならない。もし病気になっても薬を飲まないで治る病気は多い。病気の時に、よい医者がいなければ薬を控えて、病気がよくなるのを静かに待ちなさい（巻第7）」と自然治癒力による健康回復を説いています。また、西洋医学の祖であるヒポクラテスも「病を治するものは自然である」と自然治癒力の存在を認めています。しかし、その本体はよく分からなかったようです。

こうした自然治癒力は「病的な状態から健康な状態

へ回復するために、生まれつき身体に備わった力」を指しますが、未病から健康への回復の場合にも働きます。

「未病と治未病」の項でも少し触れましたが、自然治癒力には組織修復（回復）力と生体防御力があり、未病からの回復には生体防御力が中心となって働きます。なお、生体防御力には、以下のような多彩な仕組みが含まれます。

すなわち、自律神経系と内分泌系によるホメオスタシス、免疫系による感染予防、炎症による疾病や傷害の全身への拡散の抑制と生体防御遺伝子による病気発症の予防です。

これらはいずれも、未病から健康への推進力であり、病気やけがの悪化や増悪を防ぐ、治未病の原動力です。

生体防御力に働く主な仕組み

仕組み	特徴
ホメオスタシス	外部環境の変化によって、体液量、血圧、心運動などが異常になった時に自律神経や内分泌系が働いて恒常性を維持する。
免疫	体内に細菌や環境抗原などが侵入した時の阻止と排除による恒常性の維持、自然免疫（バリアシステム）と獲得免疫（異物排除）による感染症の予防と治癒。
炎症	身体に有害な侵襲が加わった時の非特異的な防御と修復。有害な侵襲を局所にとどめ、全身に広げない仕組み。

生体防御遺伝子	がん抑制遺伝子（がん細胞の発生抑制とプログラム死の誘導による殺がん作用など）。肥満抑制遺伝子（レプチン遺伝子など）。 抗老化遺伝子（老化に伴う疾患発症の抑制など）。

生体防御力 – ホメオスタシス（自律神経・内分泌系）–

　自然治癒力の中で生体防御に働く第一の力は神経系と内分泌系によるホメオスタシスです。気候の変動や体外環境の変化に応じて、内部環境を正常に保つように働く仕組みです。

　神経系は、自律神経系が主体ですが、感覚神経から運動神経への反射や、中枢神経の反射もこれに加わります。咳やくしゃみ、あるいはそのほか、血圧や血流、呼吸や心臓の働きが異常になった時に、神経系は即座にこれらを正常に戻します。

　また、血糖値や血中カルシウム量あるいは体液量などが異常に変化した時は、神経系より、少し時間がかかりますが、内分泌系がホルモンを分泌して、正常に戻します。

　神経系と内分泌系は、それぞれ単独でも働きますが、これらに免疫系が協力して、３者がお互いに連絡を取り、生体防御のトライアングル

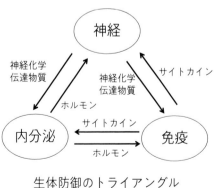

生体防御のトライアングル

を形成することが知られています。

　ストレスや不安などの神経系の異常やホルモン分泌の異常によって免疫系が影響を受けるのはこのトライアングルの働きによるものと思われています。

生体防御力 – 免疫は生体最大の防御システム –

　免疫は文字通り、疫（感染症）を免れる仕組みとして、見つかりました。その後、免疫には皮膚や粘膜の水際でバリアーとして異物の侵入を防ぐ役割とそうしたバリアーを乗り越え、体内に侵入してきた異物を排除する、二つの役割があることが分かってきました。また、異物としては病原微生物だけでなく、イエダニや花粉などの環境物質やがん細胞のような体にとって不要な細胞なども幅広く認識して、排除する生体防御の仕組みであることが分かっています。

　初めのバリアーとして異物の侵入を防ぐ役割は、生まれつき身体に備わった免疫力であることから自然免疫と呼んでいます。

　これに対して、病原体や異物がバリアーを越えて身体に侵入した時は、侵入した後に、それらを排除する力を得るという意味から、獲得免疫と呼んでいます。さらに、この獲得免疫は異物を排除する道具となるものが、抗体として血液などの体液に存在する場合（体液性免疫）と、細胞傷害性（キラー）T細胞（細胞性免疫）として細胞が働く場合の二つの仕組みがあります。

免疫の種類

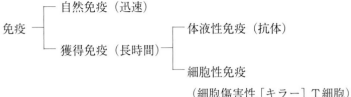

```
        ┌─ 自然免疫（迅速）
免疫 ─┤                        ┌─ 体液性免疫（抗体）
        └─ 獲得免疫（長時間）─┤
                                  └─ 細胞性免疫
                            （細胞傷害性［キラー］T 細胞）
```

　自然免疫と獲得免疫のいずれも異物から身体を守るという意味では共通の役目を持っていますが、細かい点で、少し違います。

　そこで両者の違いを比較しますと、まず、それぞれの仕組みで働く細胞の種類が異なります。さらに、免疫学的には異物の構造の記憶および認識の方法と免疫が成立するまでの期間などが違います。通常、記憶は脳が行う仕事ですが、獲得免疫に働く細胞にはこうした記憶に関わる特殊な能力が備わっています。

　生体防御力を理解する上で免疫の仕組みを知ることは大変大切なので、以下にもう少し詳しく説明します。

自然免疫と獲得免疫の特徴

	自然免疫	獲得免疫
担当細胞	NK 細胞、マクロファージ、好中球、樹状細胞	抗原提示細胞（樹状細胞）、T、B 細胞（リンパ球）
免疫記憶	なし	あり
異物認識機構	パターン認識	詳細な分子構造
免疫応答の成立	速い（数時間）	遅い（3〜7日）

自然免疫

　自然免疫は前述のように生まれつき備わった生体防御の仕組みです。主にナチュラル・キラー（NK）細胞、好中球、マクロファージ、樹状細胞の４種類の細胞が働きます。これらの細胞はそれぞれ特有の役割を持ち、分担して働きます。

　NK細胞は病原体に感染した細胞やがん細胞などを見つけて殺します。悪い細胞を殺す細胞であることから、キラー細胞という物騒な名前が付けられました。さらに、生まれつき存在することからナチュラル・キラー細胞と呼ばれます。獲得免疫にもキラーT細胞という、紛らわしい名前の細胞がありますが、NK細胞は生まれた時から自然に体に備わっていますのでナチュラルを付けて区別します。この細胞のおかげで、私たちの体の中では感染の広がりやがんの発症が防がれています。

　このほか、好中球とマクロファージは病原微生物などの異物を見つけると、食べてしまう食菌（貪食）作用を持っています。感染症を起こす微生物ですから食べても大丈夫かと心配しますが、この二つの細胞はしっかりと病原微生物を無毒になるまで、細かく消化して、病原体（菌）の体内への侵入を防ぎます。

　もう一つは、樹状細胞で、自然免疫から獲得免疫への「橋渡し」をする細胞です。樹木の枝が張り出したような形をしていることから、その名前が付きました。細菌やウイルスをはじめ、異物を見つけると、その情

報を獲得免疫に伝える役割を果たしています。また、この時の情報は、非常に正確で、微細な構造の違いまでＴ細胞に知らせます。これが獲得免疫の始まりとなります。

　また、自然免疫での異物の見つけ方は、異物が病原微生物や危険な細胞である場合は、それらが共通に持つ構造（パターン）を指標にして異物と認識します。このことをパターン認識と呼んでいます。NK細胞やマクロファージ、好中球あるいは樹状細胞は、特殊なアンテナ（トール様受容体など）を使って、異物のパターン認識をします。しかし、これらの細胞はそうした異物の特徴は記憶しません。

　このように自然免疫は免疫のフロントラインとしてバリアー機能を果たしています。特に、以下に述べるように、がん細胞の発生を予防するNK細胞の働きは有益です。

　通常、私たちの体には約37兆個の細胞が存在しますが、毎日、細胞分裂によって１日に何千億個もの新しい細胞が作られます。しかし、新しい細胞ができる時、中には細胞分裂がうまくいかず、でき損ないの細胞ができることがあります。それががん細胞になります。普通の人でも30秒に１個くらいの割合でできていますが、NK細胞は体の中をパトロールしながら、こうしたがん細胞を危険な細胞として認識して殺して、排除します。老化や激しい精神的なショックがある時はNK細胞の働きが落ちますので、その時は、しばしばがんが発症します。

このように、自然免疫は体外から病原微生物が侵入する時や、がん細胞や死細胞が生じた時は、バリアーとして体内への侵入や増殖を防いで、健常を保つように働きます。

獲得免疫

　獲得免疫は、自然免疫のように生まれつき備わっている仕組みではなく、病原微生物や環境抗原など、身体にとって有害な異物が自然免疫のバリアーを越えて体内に侵入した時に、それらを排除する力として後天的に獲得される免疫です。

　獲得免疫で働く細胞は、いずれもリンパ球ですが、抗原の情報を知らせる抗原提示細胞とその情報をもとに抗体を作るために働くＴ細胞とＢ細胞、これとは別に細胞傷害性Ｔ細胞（キラーＴ細胞）を作るために働く補助Ｔ細胞です。

　Ｔ細胞とＢ細胞はそれぞれ、普通のリンパ球から免疫細胞となる時に育った場所の違いから名付けられました。Ｔ細胞は胸腺（Thymus）で、Ｂ細胞は骨髄（Bone marrow）ですので、それらの英語の頭文字をとって、ＴまたはＢと呼んでいます。

　抗原提示細胞は、主に自然免疫の時働いた樹状細胞が、その任を担い、情報を細かく分析します。また、この時、抗原の情報を提示されたＴ細胞やＢ細胞は、その抗原の構造を生涯記憶します。免疫学的記憶と呼んでいます。こうした免疫学的な記憶を持つ点は自然免疫と異なる点です。

また、この時の抗原（異物）の認識の仕方は、異物の情報が表面に出ているか、中に隠れているかによって、別々の免疫反応を活性化させます。もし、表面に出ていれば、それを認識してミサイルのように飛んで行って、攻撃できる抗体の産生が起きます。前述のように、抗体は体液中にあることから、体液性免疫と呼んでいます。これに対して、ある特定のウイルスやがん細胞のように 抗原（異物）の情報が細胞の中に隠れている場合は、キラーＴ細胞という細胞を作ります。この反応は細胞が攻撃の道具として働くことから細胞性免疫と呼んでいます。

　自然免疫で働くNK細胞は攻撃するがん細胞やウイルスがどんな種類であっても、体にとって異物と思えば攻撃しましたが、キラーＴ細胞は樹状細胞が相手の細かい情報を伝えますので、それに従って、決まった特徴を持ったがん細胞やウイルスを認識して攻撃します。それだけ特異性が高く、集中して攻撃することができます。

　例えば、筆者がウイルスに感染した場合を考えてみましょう。ウイルスが鼻から侵入して肺に到達した場合、まず自然免疫が働きます。ウイルスの侵入を察知したマクロファージや好中球が食菌細胞として働くと同時に、インターフェロンなどのウイルスを殺す物質を放出して、ウイルスの侵入を阻止します。それでもウイルスが侵入し、正常な細胞に入り込んで感染が始まると、体内を巡回しているNK細胞がウイルスに感染した細胞を見つけて、細胞ごと殺し、ウイルス感染

の拡大を防ぎます。自然免疫によるバリアー機能です。しかし、侵入したウイルスの性質が悪く、しかも除去が不十分な場合は樹状細胞がウイルスの細かい構造の情報を獲得免疫で働くT細胞に送り、T細胞が体液性免疫と細胞性免疫を活性化させます。体液性免疫では抗体を作り、細胞性免疫ではキラーT細胞を作って、次の侵入に備えます。こうして獲得免疫が成立します。その間、3、4日くらいの時間がかかります。

この時、喉や肺のリンパ節や扁桃にリンパ球が呼び集められますので、この間は、その部位が大きく腫れたりします。また、この時、高い熱や痛みを伴うこともありますが、これも免疫反応の一つの表現型です。

しかし、獲得免疫では2度目にウイルスが侵入した時は、その記憶をたどって、即座に反応して、免疫の仕組みを働かせます。リンパ節で大量の抗体を作り、同時にキラーT細胞も増産して、ウイルスと感染細胞を破壊します。このように、抗体やキラーT細胞が働く仕組みが獲得免疫です。

ワクチン

今回のCOVID-19の場合もウイルスに感染すれば、自然免疫と獲得免疫が働きます。ただ、今回のウイルスは性質が悪く、サーズ（SARS）と呼ばれる急速に重篤な肺炎を起こす性質がありますので、免疫力が弱い高齢者では感染によって、死を招くケースが続出しました。さらに感染が広がると、RNAのコピーがうまくいかず、多くの変異種が現れます。こうした変異

種の中にはさらに重篤な症状を引き起こす性質のものもありますので、コピーされる回数を減らすこと、すなわち、感染の繰り返しを抑制することが大切です。そのためには有効なワクチンの開発がさらに望まれます。

ワクチンは私たちの身体の中に感染の原因となる病原体そのものか、あるいはその一部を抗原として注射することで獲得免疫を発動させ、抗体とキラーＴ細胞を作り、感染症から身体を守ります。

ワクチンは主に生ワクチン、不活化ワクチンの２種類に分類されます。

生ワクチンは生きた細菌やウイルスを感染症状が出ないように病原性を弱め、かつ免疫が十分成立するものを原材料にしています。毒性は弱められていますが、細菌やウイルスによる軽い感染が起きたのと同じ状態にして免疫します。

不活化ワクチンは細菌やウイルスの感染能力を熱や薬品で失わせたものを原材料として免疫を獲得させます（狭義の不活化ワクチン）。これに加えて、免疫に必要な部分だけを遺伝子組み換えによって作った抗原をワクチンとして使ったり、今回の新型コロナの場合のように病原体の構造の一部のみを作ることができる核酸をワクチンとして用いたりする場合もあります。さらに、病原体が出す毒素の毒性をなくしたトキソイドもこれに加わりますので、不活化ワクチンは、幅広いものが使われています。これらはウイルスや病原菌の全体を不活化したものではなく、その一部の成分を

ワクチンとして使いますので、不活化ワクチンの中でも、成分ワクチンと呼ばれています。

特に、今回のCOVID-19の場合は、感染症の重症化や感染拡大を防ぐのに大変有効でしたので、結果的には大成功であったと思います。今回のワクチンは接種後の副作用の面でまだ問題が残りますが、今後のワクチン開発の有力な手段が実証されたこととなります。

ワクチンはこのほか、がんワクチンがあります。感染症の予防に使われるワクチンとは多少異なります。がんワクチンも医学的には大変大切なものであり、免疫力の応用という意味では同じです。ただ、今回は、感染症予防のワクチンに絞っていきたいと思います。

感染防御にワクチンを用いた場合、大切なことは、これらのワクチンによって、活性化される獲得免疫の種類が異なることです。獲得免疫には体液性免疫と細胞性免疫の2種類がありますが、ワクチンによっては両方が活性化される場合と片方のみが活性化される場合があります。

生ワクチンでは病原体全体をワクチンとしていますので、体液性と細胞性免疫の両方が誘導でき、体液性免疫による抗体によって病原体の動きを止め、細胞性免疫によって感染細胞全体を攻撃して死滅させることができます。一方で、狭義の不活化ワクチンは体液性免疫が主に誘導され、細胞性免疫の誘導は弱いとされています。

ワクチンの種類

「1」生ワクチン（弱毒化されたウイルスや細菌など）；風疹、
　　麻疹、ロタウイルスなど
「2」不活化ワクチン
　　1）狭義の不活化ワクチン；全粒子；日本脳炎など
　　2）成分ワクチン
　　　　①スプリット；インフルエンザなど
　　　　②組み換えサブユニット；Ｂ型肝炎など
　　　　③核酸（ウイルス抗原の遺伝子ＲＮＡワクチン、
　　　　　DNA ワクチン；新型コロナ）
　　　　④トキソイド；破傷風

　　しかし、不活化ワクチンの中でも、成分ワクチンは、
核酸ワクチンのように、体内でウイルスの一部が作ら
れる時は、体液性免疫と細胞性免疫の両方が誘導でき
るものもあります。さらに、病原体の一部分ですので、
病原性はありません。

　　今回の COVID-19 にしても、これから発症が予想
される新興感染症に対しても、ワクチンは重要で効果
的な感染防止の方策になることは間違いありません。
十分な安全性を考慮した上で、いろいろな感染症に対
する有効なワクチンの開発が今後は進むものと思われ
ます。
　　江戸時代にはまだ免疫学が確立されていませんでし
たので、『養生訓』には免疫やワクチンについての記
述はありませんが、江戸時代の末期には日本でも天然

痘に対するワクチンが接種された記録が残っています。免疫学の原理は知られていませんでしたが、実践的な免疫の応用は日本でも始まっていました。

このようにワクチンは感染症に対して有効な手段ですが、もともと感染症の原因物質を使うために、副作用とのバランスが問題視されます。この点については、ちまたに氾濫する生半可な情報に惑わされず、しっかりとした専門家の情報を集めながら、ワクチンを有効に使うことが感染症の克服には大切になると思います。

免疫力の上昇と低下

免疫力は、交感神経や副腎皮質ホルモン（グルココルチコイド）の影響を受け、1日のリズムに沿って変動します。

イギリス・バーミンガム大学のロングら[1]はインフルエンザ・ワクチンの接種による抗体価の変動を午前と午後の接種で比較すると、午前の方が、午後に比べて、高い抗体価が得られたことを報告しています。また、大阪大学の研究グループ[2]は1日の免疫力は交感神経の影響を受けて変動し、交感神経の活発な日中の時間帯に免疫反応が強くなることを示しました。

このほか、季節的な変動も見られます。大分大学のグループ[3]は日本人の血中免疫グロブリンは5〜7月に低くなり、10〜12月に高くなることを示し、免疫力の季節変動を明らかにしています。

このように免疫力には日内変動や季節での変動があ

りますが、その変動の範囲は生理的に許容される範囲内であり、亢進（こうしん）し過ぎたり、低下し過ぎたりしません。免疫系は自律的な制御と、ホメオスタシスによって、一定の範囲内で働いています。しかし、免疫反応は遺伝と環境の影響を受けやすく、精神的な変化や内分泌の乱れなどによって、異常に亢進したり、低下したりします。

　免疫反応が異常に亢進する場合にはアレルギーや自己免疫疾患が発症し、逆に異常に低下した時はがんや重篤な感染症が発症します。このように、生体の防御機構である免疫反応は異常に亢進したり、低下したりすると病気の原因となります。

　免疫反応が亢進して病気が発症した場合は通常、免疫反応を抑制することによって，治療を行います。自己免疫疾患では免疫抑制薬が使われます。また、アレルギー疾患ではアレルギーを起こす IgE 抗体の産生を抑制する薬が使われます。それには、筆者らが開発したアイピーデーが適用されますが、現在は抗原を少しずつ投与して免疫学的に IgE 産生を抑制する減感作療法と呼ばれる治療法が用いられています。逆に、免疫反応が低下

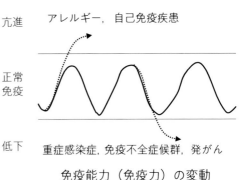

亢進　　アレルギー，自己免疫疾患

正常
免疫

低下　　重症感染症, 免疫不全症候群, 発がん

免疫能力（免疫力）の変動

して発症するがんや重症の感染症には免疫を促進する薬が望まれます。しかし現在、特異的な抗原に対する免疫反応を亢進する薬はワクチンのみであり、免疫力全般を亢進させる薬はまだ正式には認められたものはありません。

そこで、薬に代わって、低下した免疫力を回復させる方法がいろいろ研究されました。その結果、ある種の食品や適度な運動、笑いや良質の睡眠などによって主に自然免疫が強化されることが明らかにされています。

一方で、免疫力が異常に低下する原因については老化、慢性ストレス、免疫不全、睡眠不足、過度な運動、栄養異常、不規則な生活あるいは妊娠、加齢、幼弱などであることが明らかにされています。

これらの中で、加齢による免疫力の低下は、自然免疫よりも獲得免疫の方が大きな影響を受けるようです。すなわち、獲得免疫は20歳代から低下し始め、40歳代になると20歳代の半分近くになります。特に、T細胞の活性の低下が指摘されています。従って、加齢による免疫力の低下を防ぐには20歳代からのケアが必要です。

免疫力の亢進と低下

1）免疫力の亢進手段
　①ワクチン　②食養生　③笑い　④適度な運動　⑤森林浴
　⑥良質の睡眠
2）免疫力の低下要因

①老化　②慢性ストレス　③ある種のがん　④睡眠不足
⑤過度な運動　⑥栄養異常　⑦妊娠　⑧幼弱

　また、妊娠による免疫力の低下は母体が胎児を免疫学的に攻撃しないようにするための反応ですので、生理的なものと言えます。従って、妊婦へのワクチン接種などの免疫療法を行う場合には、十分に医師の意見を聞いて、接種されることを勧めます。
　こうした免疫力の低下の回復は、食養生、笑い、運動および睡眠が影響を及ぼしますので、この点についてもう少し詳しく後で述べたいと思います。

生体防御力－炎症－
　生体防御力にはこのほか「炎症」による自然治癒の仕組みがあります。
　炎症は「すりむき傷」のような状態ですが、病変部が燃えるように見えることから、この名前が付けられました。炎症が起きると、組織が赤く腫れ上がり、熱を持ち、痛みを感じますので、病気と思われますが、本質的には外傷などの外的な刺激や内的な障害刺激に対する局所的な生体防御反応です。局所に限定した反応ですので、障害を局所にとどめ有害反応を全身に広げないで、さらに障害された部分を修復に導く一連の反応です。

　このように炎症には通常、生体防御と組織修復という２段階がありますが、生理学的には炎症の引き金と

なる初めの刺激から最後の組織修復までの一連の反応全体を指します。ストレス学説で有名なハンス・セリエは「炎症とは定常状態を指すのではなく、変化する過程全体を指す（Inflammation is a process not a state）」として炎症はプロセスであると述べています。炎症による生体防御反応は熱や痛みあるいは浮腫などに代表されますが、発熱は熱によって病原体の活動を抑えるためであり、痛みはその部位に異常があることを知らせる警告です。また、浮腫は反応を局所にとどめて全身に広げないようにするいずれも生体を防御するための反応です。

　こうした生体の障害を局所にとどめる反応が起きると、少し時間をおいて障害された組織の修復が始まり

炎症反応の過程

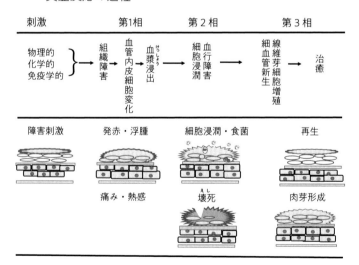

ます。軽度の切り傷や組織障害が軽い場合は、組織の機能に影響することなく元の組織に戻ります。組織の再生と呼ばれる反応です。

組織の再生に関してはこれまでに、幅広い膨大な研究が行われています。炎症による再生とは異なりますが、例えばプラナリアのような生物は、生体そのものが細かく刻まれても、元の個体に再生されます。同様に、イモリの場合も尻尾を切られても尻尾を新しく再生することができます。人にはない能力です。

人では血液の成分や体表面の表皮、粘膜表面の上皮は再生される組織ですが、中枢神経や心臓の筋肉はほとんど再生することができません。現時点での組織再生については京都大学の山中らによって開発された人工的多機能幹細胞（i-PS細胞）を用いた組織再生が最も有用な方法です。先生が発見されたi-PS細胞を用いた技術による再生医療は、これまでできなかった組織の再生を可能にします。今後、最も期待される医療の分野と言えます。

ここで、もう一度炎症反応による組織の再生による修復の話に戻りますと、少し深い傷や障害による強い炎症の場合は組織では瘢痕という傷跡のようなものが形成されて、修復が行われます。この場合、瘢痕形成によって機能が障害されることもあります。

こうした瘢痕形成は、筆者らが開発したトラニラストがしばしば治療に用いられています。トラニラストはもともと抗アレルギー薬ですが、ケロイドの瘢痕形

成の抑制作用や慢性的な炎症を抑える作用が、これまでに多くの研究によって明らかにされています。また、2019年にはイスラエルの研究者が、今回のSARS-CoV-2による肺炎の後遺症の瘢痕にも応用が可能なのではないかとする論文を発表し、期待が膨らんでいます。開発時には、このような作用があることは思いもしませんでしたが、今になって、役に立っていることを聞いて、大変、喜んでいます。

　炎症はこのように生体防御と組織修復による生体反応ですが、反応が行き過ぎると、疾患になることがあります。胃炎、腸炎、気管支炎など、体の中のそれぞれの臓器に"炎"のつく炎症性疾患と呼ばれる一群の病気です。炎症性疾患は、症状を全く感じないものから、命に関わる重篤なものまで数多くあります。

　がんやアレルギーなどは、初め症状を感じない、静かな炎症が長く続いて起きる病気です。静かな炎症は、気付かないうちに重症化するので油断できません。いずれにしても、炎症性疾患は身近な病気ですが、油断すると難治化しますので、早期に発見して治したいものです。

　炎症性疾患の治療法として重要なことは、第一に安静です。急性期には体を動かすと痛みが増したり、回復が妨げられたりすることがあります。2番目はリハビリテーションです。急性期を過ぎたら適切な時期に運動を開始して機能回復を図ります。次いで3番目は水分と栄養補給です。カロリー、たんぱく、ミネラル、ビタミンを豊富に含んだ食事を取ります。炎症の程度

や種類にもよりますが、低栄養や脱水気味になりがちなので、この点に注意します。また、４番目には患部を清潔に保つことです。二次的な感染を避けるためです。

　そして最後は薬です。炎症を抑える薬にはステロイド性抗炎症薬と非ステロイド性抗炎症薬がありますが、痛みがひどい時には、非ステロイド性抗炎症薬がよく使われます。痛みを取る作用がステロイドよりも強いからです。今は炎症の時だけに働く副作用の少ない抗炎症薬がよく使われています。ただ、多くの非ステロイド性抗炎症薬は組織修復の過程でできる傷痕やあばたのような瘢痕の形成を抑える作用が弱いとされています。

　また、ステロイド性抗炎症薬はアレルギーや免疫の異常による病気の切り札として使われ、大変効き目の強い薬ですが、副作用の多いことが欠点です。副作用を避けるためには薬の性質に詳しい薬剤師や医師の指示に従って慎重に使うことが大切です。そして、薬をやめるタイミングも大切なことですので、この点もかかりつけの薬剤師や医師に相談されることをお勧めします。

　ただし、こうした炎症疾患の治療には、『養生訓』に「何事もあまりよくせんとしていそげば、必あしく（必ず悪く）なる。病を治するも亦しかり。（巻第２）」として、回復には時間がかかりますので、焦りは禁物で、気長に治療することが大切です。

生体防御力　−生体防御遺伝子（がん抑制遺伝子、抗肥満遺伝子、抗老化遺伝子）−

　このほか、免疫以外に病気の発症を防ぐ働きを持つものに、生体防御遺伝子があります。がん抑制遺伝子、肥満抑制遺伝子や抗老化遺伝子などです。病気の発症における遺伝子の役割を知ることは大切ですが、病気を防ぎ、回復を進める遺伝子の働きを知ることはもっと大切です。

　まず、がん抑制遺伝子です。近年、がんは克服できる病気になったといわれますが、いまだに怖い病気です。がん細胞は通常、化学物質や放射線あるいは突然変異によって、正常な遺伝子（DNA）の数カ所が傷つき、発生します。この時、がん細胞の中ではミック（MYK）遺伝子やラス（RAS）遺伝子と呼ばれるがん細胞を増やす遺伝子が働きます。

　同時に、私たちの体ではこれを抑えようと、がん抑制遺伝子が働きます。がん抑制遺伝子はこれまでに、数十種類見つかっていて、p-53遺伝子やRB遺伝子などが代表的なものです。その働きは遺伝子の傷を修復させる働きや、がん細胞の増殖を抑える働き、さらにがん細胞の死を早める働きが知られています。

　がん抑制遺伝子はこのようにがんの増殖を抑制することができますので、強力ながん治療法としての応用が期待できます。現在、一部のがんへの応用が始まり、近い将来、この分野からさらに有力ながんの治療法が開発されることと思われます。

また、肥満はがんや心循環器系疾患のリスク因子として最も注目されるものです。これまでに肥満には家族歴があることが知られており、肥満の遺伝ついては多くの研究があります。一例を示しますと、アメリカ・ペンシルベニア大学での研究があります。同大学では、974組の一卵双生児と2097組の二卵双生児について肥満の一致率を調査しました。その結果、双子の両方ともが肥満になる割合は一卵性の方が二卵性に比べて約2倍高いものでした。この結果から、肥満には遺伝が関与していることが確かめられました。このほか、動物実験でも、肥満に関連する遺伝子の存在が確認され、多くの研究から、肥満は遺伝することが明らかになっています。

　日本では理化学研究所が、2017年に日本人16万人と欧米人32万人のゲノムワイド関連解析の手法を用いて、体重変化に影響する遺伝子の研究を行い、196の候補遺伝子を見つけました。その中には数種類の肥満を抑制する（体重正常化）遺伝子があり、これらの遺伝子がうまく働かないことが肥満の原因になることを報告しています。

　本来、肥満になりにくい遺伝子は、正常な体重を維持するために働く遺伝子で、それがうまく働かないことによって、結果的に肥満になります。現在、こうした抗肥満遺伝子は約30種類が世界中から報告されています。中でも重要なものは、食事から取った栄養素（脂肪、炭水化物、たんぱく質）をエネルギーに変える働きを持つたんぱく質に関係するものです。脂肪の

代謝に働くアドレナリンの受容体や脂肪細胞での脂肪の燃焼に関係する遺伝子が代表的なものです。こうした遺伝子は現在、キットが市販されて簡単に測定することができるようになりました。

さらに、もう一つの大切な生体防御に働く遺伝子は抗老化遺伝子です。老化は生物の避けられない宿命ですが、双子の寿命の一致率やある系統のマウスに限って代々、老化が進みやすいことなどから、老化の進みやすさは遺伝し、それに関わる遺伝子があるものと思われています。

こうした老化における遺伝子の役割はおそらく20～30％といわれていますが、プログラミングされた遺伝子の働きは、人工的に操作することは難しく、このことについては、だれしも運命として受け入れなくてはならないことになります。しかし、残りの70～80％は環境因子の影響であり、個人個人の環境因子への取り組みによって、結果的には老化の進み方に大きな影響があることが分かっています。

こうした環境因子についての取り組みの一つに、合理的なカロリー制限があります。カロリー制限は抗老化遺伝子を活性化しますが、その一つが「サート2」と呼ばれる遺伝子です。この遺伝子は加齢に関連して発症する多くの病気の遺伝子の働きを抑える作用を持っています。この抗老化遺伝子については後述する「腹八分目」のところで詳しく述べたいと思います。

このように、人の身体には生体防御に働くがん抑制遺伝子や抗肥満遺伝子、抗老化遺伝子が存在しますの

で、これらが活用できれば、健康獲得に大変心強い味
方になります。

【5】治療の考え方の進化
1）病気の治療と病人の治療

　（巻第7）「病の初発の時、症を明に見付ずんば、み
だりに早く薬を用ゆべからず。よく病症を詳にして
後、薬を用ゆべし。諸病の甚しくなるは、多くは初発
の時、薬ちがへるによれり」

　（巻第7）「良医の薬を用るは臨機応変とて、病人の
寒熱虚実の機にのぞみ、其時の変に応じて宜に従ふ。
必 一法に拘はらず」

　（個別化医療）「個別化医療はそれぞれの患者さんの
病気や病態の原因を遺伝子レベルや分子レベルで調
べ、患者さんの個性に特化した診断や治療を行うこと。
それぞれの人の個人差は主に遺伝子が関わるので、遺
伝子診断が中心になるが、そのほか、特有の生活歴や
人生観、生活習慣、現在の身体的問題などの患者さん
固有の情報を得て、その人に特化した医療を行う」

随証治療

　『養生訓』では病気が発症した時、患者さんの「症・
病症」をよく診て治療を始めなさいとしています（巻
第7）。発音は同じですが、漢方医学には「証」と呼
ばれる患者さんの自覚症状と他覚症状を総合して診断
する独特の診断法があります。生まれつき患者さんが
持っている体質や体力、免疫力（抵抗力）を加味して、

その時の状態を個別に判定します。大きくは「実証」と「虚証」に分けられますが、同じような症状を患者さんが示しても、その時の「証」が変化していることがあり、そうした場合は変化に応じて、治療法を考え、処方する薬を変えたりします。

　こうした考えに基づいて、『養生訓』では「よい医者が薬を使うときは病人の症状（症）に応じて薬を臨機応変に用いる（巻第7）」と述べたものと思われます。

　このように患者さんの証に沿って、治療を進めることを、随証治療と呼んでいます。証は患者さん一人一人、その時々によって変化しますので、「ソサエティー5.0」のヘルスケアにある「一人一人に合わせたケアやサービス」に相当します。従って、随証治療は現代の個別化医療に通じます。

遺伝子診断と個別化医療

　東洋医学の「証」による随証治療の科学的裏付けは、まだ十分ではありませんが、症状の数値化など、「証」を客観的な診断法にするための試みが行われています。しかし、全貌の解明には、まだ時間がかかりそうです。

　これに対して、現代は、患者さんごとに科学的診断が行われ、得られた情報はこれまでの経験値あるいはAIを利用して詳細に解析されます。加えて、バイオテクノロジーや革新的に進歩した遺伝子技術などを駆使して、リアルタイムでの状態も分析されて、より正確で個人に特化した治療が行われます。

コストや個人情報の管理など解決しなければならない問題も残されていますが、個別化治療を進める条件は整ってきました。こうした医療が進めば、これまで治せなかった病気の治療や予防が可能になり、人類全体にとっては大きな恩恵になります。

　現時点では、がんの薬物治療において個別化治療が実際に行われています。遺伝子診断によって患者さんの体質を知った後、がんの種類や性質に応じて、最も患者さんにとって副作用の少ない、効果の高い薬を選択します。がん治療での遺伝子診断は現在、医療の手段として認められているものです。こうして患者さん、個人に特化した治療が行われます。まだ、どの病気にも応用できるわけではありませんが、近い将来には多くの病気の診断・治療に応用されるようになるものと思われます。

　このように個別化医療は患者さん一人一人に合わせた医療という意味から、注文服を仕立てる時に例えて、オーダーメイド医療とかテーラーメイド医療とも呼ばれています。病気を中心としたこれまでの治療の考え方から、病人を治療する、全人的治療への変化が始まったと言えます。

第 2 章

食養生による未病ケアの進化

養生訓 巻第3と巻第4
（飲食・慎色欲）

【1】食養生による未病ケアこそ健康の原点
1）食は命の養い

　（巻第3）「人の身は元気を天地にうけて生ずれ共、飲食の養なければ、元気うゑて命をたもちがたし。元気は生命の本也。飲食は生命の養也。此故に、飲食の養は人生日用専一の補にて、半日もかきがたし」

　（巻第4）「いにしへ、もろこしに食医の官あり。食養によつて百病を治すと云」

　（巻第7）「古人の言に薬補は食補にしかずといへり」

　（農林水産省・食育の推進）[1]「食育は、生きる上での基本であり、知育・徳育・体育の基礎となるもので、様々な経験を通じて『食』に関する知識と『食』を選択する力を習得し、健全な食生活を実現することができる人間を育てること」

飢餓と食育

　『養生訓』では全8巻のうち、全体の4分の1に当たる2巻を飲食に割いています。巻第3の初めには、飲食は元気のもと、命を保つ唯一のもので、毎日、欠くべからざるものとしています。

　食が生命の根源であることは言うまでもありませんが、『養生訓』の巻第3には食事に対する感謝の記述があります。原文には「世にわれより貧しき人多し。糟糠の食にもあく事なし。或うゑて死する者あり。われは嘉穀をあくまでくらひ、飢餓の憂なし。是大なる幸にあらずや」とする記述があります。「世の中には

自分より貧しい人は多い。糟糠（かすやぬか）を食べて生きている人もいる。時にはそれらも食べられず、死ぬ人もある。自分はおいしい食事を十分食べている。こんな幸せはない」と記しています。江戸時代は、自然災害などによる飢饉が頻発していたことから、こうした記述をしたものと思われます。

　これに対して現代の日本は飽食の時代とされ、食事に関する心配が減った一方で、食事に対する感謝も薄れています。しかし、今の世界を見ると、飢餓で苦しむ人が約8億人いるとされています。これについて、SDGsでは「飢餓をゼロに－全ての人に安全で栄養のある食料を確保する－」を全体の2番目の目標として挙げています。本質的な問題である貧困や気候変動などは地球のレベルで考えなければなりませんが、恵まれた食生活を送っている私たちも、食品ロスの防止や食材利用の工夫など、できることから食の有効な活用を考えていきたいと思います。

　こうした問題について、日本ではこれまで食育が広く行われてきました。食育は「食」に関する知識と実践力を習得し、健全な食生活を実現することができる人材を育てる目的で始まった取り組みです。生涯を通じての健全な食生活、食文化の継承、さらには食を通じての健康獲得を目指しています。2005年に定められた「食育基本法」が出発点です。

　この法律の骨子は、明治時代の陸軍薬剤監であった石塚左玄の考えが強く影響を与えているとされています。石塚左玄は、福井県出身の人物で、「食育」の生

みの親[2] と呼ばれ、現代の「地産地消」に当たる「入郷従郷」の言葉を残した人物です。左玄はそのほかにも食に関する造詣が深く、季節の食事や旬の食材などについて広い考えを持った「食」の偉人です。従って、このように後世の法律にまで影響力を及ぼす人物になったものと思われます。

食医と食事療法

『養生訓』では適切な食事を取り、健康に役立たせるために「食」について専門的な知識を持つ、「食医」を紹介しています。

食医は約2500年前に中国で出版された、儒教経典の一つである『周礼』にその記述があり、日常の食事を管理し、さらに病気になった時は健康へ導く食事の専門医として、「疾医（内科医）」、「瘍医（外科医）」、「獣医」と並んで記述されています。少し古い話ですが、人気のあった韓国のテレビドラマ『チャングムの誓い』の主人公のチャングムは、ドラマの中では当時の王様の食医として、登場しています。

さらに、『養生訓』では、巻第7と巻第8に「老人では薬物療法よりも食事療法を優先するべきである」と食事療法の重要性を述べています。対象を老人としていますが、食事療法は老人に限らず、成人や小児にも当てはまります。ヒポクラテスも「食事で治せない病気は医者でも治せない」と食事の大切さを説いています。

現代では、生活習慣病の治療あるいは術後の回復な

どは、まず食事療法と運動療法から始まります。食事療法は多くの病気の治療に大変、有用なものです。

　しかし、一般的に食事療法についての関心はあまり高くありません。重要なことであるとの認識はあるのでしょうが、即効性がないことやあまりにも日常的であり過ぎることから、かえって関心を引かないようです。しかし、食事療法は決して軽視してはいけないものです。

　さらに、食事療法は病気の種類や重症度によって、一人一人、細かな点で異なります。個人に特化した療法ですので、個別化医療の一つと言えます。糖尿病、高血圧、心臓疾患、腎臓病、膵臓病やアレルギー疾患など、それぞれの病気によって内容が違い、患者さんの重症度によっても、細かくメニューが検討されます。こうしたことから食事療法は超スマート社会での有用な個別化医療の手段と言えます。臨床的には管理栄養士の方々がその指導に当たっています。正しい食事療法の仕方を相談して、自分に合った個別化メニューの作成にアドバイスをしていただくことが賢明な策であると思います。

【2】お腹は健康の原点 − お腹を大切に −
1）お腹の健康

　（巻第2）「胃の気とは元気の別名なり。沖和の気也。病甚しくしても、胃の気ある人は生く。胃の気なきは死す」

　（腸管免疫）「腸管の主な機能は消化吸収であるが、

免疫器官としての働きも極めて重要。口から入った病原微生物から身を守るために、腸管には体の中で最大規模の免疫器官が配置されている。腸管には免疫を担う細胞や免疫グロブリン A（IgA）が身体全体の約60％も存在している」

胃腸の生体防御器官としての役割

　『養生訓』では消化器全体を「脾胃」という言葉を用いて表し、その生理学上の大切さを繰り返し、述べています。中でも胃について「胃の気とは元気の別名であり、気の中でも最も大切なものである。重篤な病気になっても胃に元気のある人は生きるが、胃に元気がないと命に関わる（巻第2）」として、胃の気が元気の元としています。

　これに対して、西洋医学では、ヒポクラテスが「全ての病は腸より起きる」として腸を重視しています。東洋と西洋とでは「胃と腸」と表現の違いはありますが、いずれも健康における消化器官の大切さを指摘しています。胃と腸はどちらも消化機能以外に生体防御器官としても、大きな役割を果たしているからです。

　胃には胃酸があり、強酸によって、口から入った病原体や異物を破壊して、外からの病原体を防ぎます。また、腸は免疫に関する重要な機能が備わっていて、生体防御には欠かせない器官です。こうしたことから、「お腹は健康の原点」と言えます。

腸管免疫

　腸に備わっている免疫機構は腸管免疫と呼ばれています。体内にはこのほか、免疫を担う器官として、脾臓や骨髄あるいは胸腺などのリンパ器官がありますが、免疫の担い手となるリンパ球は小腸から大腸にかけて全身の約60〜70％が集まっています。集まったリンパ球は、腸にある訓練器官（パイエル板）で免疫細胞としての訓練を受け、腸での免疫のみならず、全身の免疫を担う細胞に成長します。このほか、私たちの体には胸腺という免疫細胞の教育器官がありますが、胸腺は成人になるにつれ小さくなって消えてしまいます。これに対して、パイエル板は一生働き続けますので、腸は生涯を通じて働く免疫器官と言えます。

　さらに腸は免疫学的な観点から、特別な性質を備えた器官と言えます。なぜなら、食べ物や腸内細菌など、本来は免疫によって排除されるはずの異物ですが、これを排除しないようにする特別な仕組みを持っているからです。この仕組みは免疫学的な攻撃を回避することから、免疫学的寛容と呼ばれています。

　免疫学的寛容は、生命の根源となる食べ物を異物とは認識しない、大変、都合のよい仕組みです。神様、仏様は、こうした都合のよい仕組みを私たちの体にお与えになったのです。ただし、この仕組みがうまく働かないと食物アレルギーや自己免疫疾患の発症の原因になりますので、大切にしなければいけません。

　このような特徴を持った腸管免疫ですが、局所の免

疫にとどまらず、全身の免疫から考えると、とても大事な働きをしています。

腸内細菌と免疫

腸管免疫の第一の働きは、食べ物と一緒に口から入った病原微生物の排除です。しかし、前述のように、腸管免疫は消化管にとどまらず、全身の免疫に影響します。さらに、この腸管免疫には腸に常在する細菌が大きな影響を与えます。

私たちは胎児の間、無菌状態で母胎内にいますが、出生の時、母親の産道や外気に触れて、いろいろな菌が体内に入り、それらは常在菌として体に住み着きます。腸にも多くの常在菌がいますが、腸の常在菌は腸管免疫に大きな影響を与えます。

正常な人では腸内細菌は約1000種類、100兆個ほど存在しますが、腸内細菌はその生まれつきの性質によって善玉菌、悪玉菌と日和見菌に分けられます。善玉菌の代表的なものはビフィズス菌で、悪玉菌の代表例はウエルシュ菌です。また、日和見菌は状況によって善玉にも、悪玉にもなる、緑膿菌や大腸菌（無毒株）などが代表的なものです。顕微鏡で見ると、こうした常在菌はお花畑のように見えることから「フローラ（お花畑）」の名前がついて、腸内細菌の分布する様子は「腸内フローラ」と呼ばれています。

これらの腸内細菌は通常、善玉菌、悪玉菌、日和見菌が２：１：７の割合で存在しています。この比率を保つことが健康獲得・維持には重要です。もし、このバ

ランスが崩れると下痢、肥満、糖尿病や認知症の発症や免疫低下など健康に悪い影響が出ます。

　腸内細菌のバランスは食事によっても大きく影響されます。食物繊維不足や脂肪の取り過ぎや、過剰の飲酒、ある種の食品添加物、抗生物質などが悪い影響を与えます。

主なプロバイオティクスとプレバイオティクス

1) プロバイオティクス

　（腸内フローラのバランスを改善することによって宿主の健康に有益に働く生きた微生物。多くのものは腸内細菌）

　1乳酸菌　2ビフィズス菌　3糖化菌　4納豆菌

　5酪酸菌　6酵母類

2) プレバイオティクス

　（大腸の特定の細菌を増殖させることなどにより、宿主に有益に働く食品成分）

　①食物繊維を多く含むもの　（野菜、海藻、豆類など）

　　1こんにゃく　2油揚げ　3きくらげ　4寒天

　　5干しワラビ

　②オリゴ糖を多く含むもの　（豆類、野菜など）

　　1きな粉　2ゴボウ　3タマネギ　4ニンニク　5豆腐

　そのため、腸内フローラのバランスを正常に保つ目的で、プロバイオティクス（よい働きをする腸内細菌を含む食品）やプレバイオティクス（腸内細菌の栄養となるオリゴ糖や食物繊維）を積極的に摂取することが勧められています。

プロバイオティクスは人の腸から取り出された菌で、腸内フローラのバランスを正しくして、健康によい働きをする乳酸菌、ビフィズス菌、糖化菌、納豆菌、酪酸菌などを指し、それらを含むヨーグルトなどの食品や飲料があります。

　また、プレバイオティクスの代表的なものは、こんにゃく、油揚げ、きくらげ、寒天、干しワラビなどであり、オリゴ糖を多く含む食品は、きな粉、ゴボウ、タマネギ、ニンニク、豆腐などが挙げられます。

　こうしたプロバイオティクスとプレバイオティクスはいずれも食品として使用しますが、免疫をはじめ、下痢や便秘などの消化器機能の異常を正し、健康を増進させることが近年の研究で明らかにされています。

　健康増進作用のうち、ほとんどのプロバイオティクスが免疫促進作用を示し、自然免疫や細胞性免疫の促進、さらにB細胞や調節性T細胞の誘導などが報告されています。

　このようにプロバイオティクスには免疫促進作用のほか、下痢の抑制や整腸作用、消化・吸収の促進作用や乳糖不耐症（乳糖を分解する酵素が欠損している病気）を正常に戻す作用があります。

　ただし、プレバイオティクスもプロバイオティクスも、ともに食物として使用しますので、即効性や強い効果を期待することはできません。こうしたことを理解した上で適切な利用を心掛けていくことをお勧めします。

　お腹の健康は全身の健康の維持・獲得に、大きな役

割を果たしています。従って、健康を獲得するために
は、まずお腹を大事にすることが大切です。

プロバイオティクスの健康効果 [1-6]

1）免疫に対する作用

　①自然免疫を介する免疫調整作用（Giorgetti,2015）

　②細胞性免疫の増強（Calder,2013）

　③B細胞の分裂増殖（de Oliveira,2017）

　④IgA の産生増強　（Quigley,2019）

　⑤調節性T細胞の誘導（Tsuji,2006）

2）免疫以外への作用

　①ウイルスや抗生物質による下痢症改善作用（辨野義己,2015）

　②乳糖不耐症軽減作用

　③乳児食餌性アレルギー症軽減作用

【3】食事の方法
　– 食事の取り方による未病ケア –
1）腹八分目は医者いらず

　（巻第3）「珍美の食に対すとも、八九分にてやむべ
し。十分に飽き満るは後の禍（わざわい）あり。少の間、欲をこら
ゆれば後の禍なし。少のみくひて味のよきをしれば、
多くのみくひてあきみちたるに其楽同じく、且後の災
なし」

　（ウィスコンシン大学・アメリカ国立老化研究所）[1-4]
「サルにおける 20 年以上かけた実験の結果、適切なカ
ロリー制限は抗老化遺伝子を活性化して、がんや糖尿
病、白内障、関節炎、骨粗しょう症などの加齢に伴っ

て増える病気の発症頻度を減らす」

腹八分目

　人生100年時代を迎えました。私たちは100歳までに約10万回の食事を取ります。『養生訓』では健康によい食事について、食事法と食材に注目して多くのことを述べています。

　食事法では、腹八分目と早食いの防止、感情のままの食事を避けることなどを挙げています。また、食材については、主に現代の地産地消と同様に新鮮で、旬の食材を用いることを推奨しています。

　「腹八分目」については「どんなに珍しく、おいしい食事であっても、腹八分、九分にてやめた方がいい。満腹まで食べるのは後に禍を招く。少しの間、我慢すれば禍は起きない。少し食べておいしいと思えば、満腹まで食べて満足するのと同じように食事は楽しめる。さらに後の禍は起きない（巻第3)」とあります。腹八分目が食養生の中心であり、健康の原点になるとしています。こうした腹八分目、すなわち管理されたカロリー・コントロールの効用については、近年の研究によって、抗老化遺伝子の活性化や糖代謝によい影響を与えることが明らかになっています[1-9]。

　抗老化遺伝子は高齢化社会にとって、とても大切な遺伝子です。生体防御遺伝子のところでも触れたように、双子の寿命の一致率や老化が進みやすい系統のネズミの存在などから、老化の速度は遺伝し、それに関わる遺伝子が存在することが示唆されてきました。そ

の後の研究から、これらの遺伝子は老化に関連する種々の現象を遅らせる働きがあることが明らかにされています。

　抗老化遺伝子の代表は前述の「サーチュイン遺伝子」です。マサチューセッツ工科大学のガランテ[1]が酵母菌を用いた研究から、この遺伝子を発見しました。ガランテらは酵母のほか、線虫、ショウジョウバエ、ラットなどを用いて適切なカロリー制限をすると、サーチュイン遺伝子が活性化され、老化に伴う多くの現象が軽減でき、寿命が延長することを次々に、発表しました。しかし、寿命の延長に関しては、実験条件の不備が指摘され、確実に寿命の延長につながるかどうかは意見が分かれました。その結果、ガランテらは実験の不備を認めて、結論はお預けとなりました。ただし、サーチュイン遺伝子が老化に伴う種々の遺伝子の発現を軽減することは多くの研究者によって、確かめられています。

　さらに、サーチュイン遺伝子は普段は眠っていますが、カロリー制限のほか、運動やある種の食品成分で目覚めることが分かってきました。その中でも、赤ワインに含まれているポリフェノール化合物の「レスベラトロール」に明らかな作用があることが示され注目を集めました。ワインを大量に飲むフランス人に心臓疾患の患者が少ないことから、フレンチ・パラドックスと呼ばれ、熱心な研究が始まり、レスベラトロールが善玉物質であることが分かりました。ワイン好きには朗報でしたが、効果を得るにはかなり大量のワイン

を飲まなければいけないようですので、この点は少し
残念です。

　このほか、レスベラトロールには実験的アルツハイ
マー病や筋萎縮側索硬化症の神経変性を抑制すること
も明らかにされています。筆者らもレスベラトロール
の作用に興味を持ち、レスベラトロールが3分子結合
した「ビニフェリン」について研究をしたことがあり
ます。残念ながら、抗老化作用は確認できませんでし
たが、リウマチなどの自己免疫疾患の治療に有用であ
ることを基礎実験で見つけました。

　こうしたことから、ワインは適量であれば体にはよ
い作用を示す食品ということができます。現在、レス
ベラトロールはエピジェネティクな変化を起こす食材
として科学的な解明が進んでいますので、今後はこの
方面からも健康に有用な食品としての研究が進むもの
と思われます。

　さらに、ガランテらの研究を基礎として、ウィスコ
ンシン大学[2,3]ではアカゲザルを用いてカロリー制限
による健康効果について研究しました。その結果、カ
ロリー制限は、老化に関連して発症する糖尿病、がん、
認知症などの発症頻度を減らし、発症に関連する遺伝
子の発現も抑制することが明らかになりました。しか
し、その後、アメリカ老化研究所も同じような実験系
で研究を行い、「カロリー制限をしてもサルの寿命に
は影響しない」との相反する結果[4,5]が発表されまし
た。そのため、両者の間で議論が交わされましたが、
両研究所が共同で研究を進め、2017年にカロリー制

限によって、確かに寿命が延長することを確かめました[6]。

　このように、適切なカロリー制限によって、私たちの身体には健康によいことが起きます。そこで、カロリー制限によって起きる主な生理学的影響を、これまでの報告[7-9]から、まとめて図にしました。

　安全なカロリー制限によって、多くのことが起きますが、代表的な例としてはインスリンなどによる糖代謝への影響とエピジェネティクな作用による抗老化遺伝子の活性化が挙げられます。

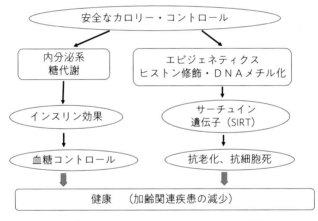

安全なカロリー・コントロールの効果

　このようにカロリー制限は、その程度や期間の違いはありますが、適切であれば人の健康や老化に対して、よい影響を及ぼすことが遺伝子レベルでも明らかにされています。

バイオスフィアの実験

　こうしたカロリー制限が人の健康によい影響を及ぼすことを実証した実験[10]があります。世界で最も奇妙な実験とされた「バイオスフィア2」と呼ばれる実験です。

　「バイオスフィア2」は人が宇宙（火星）に移住した場合を想定して、閉ざされたドームの中で自給自足の生活をして、人の身体に起きる影響を研究する目的で始められました。ドームはアメリカのアリゾナ州の砂漠の中に建設され、8人の男女の研究者が2年間、外界との交流を断って、ドームの中で生活するという実験でした。

　本来の目的である火星での生活の影響についてはいろいろな検討が行われましたが、明確な成果は得られませんでした。しかし、この実験では当初の目的以外の興味深い結果が得られました。

　この時、研究者たちは自給自足の生活をしていましたが、予定された食料は十分収穫できず、予定の25%がカットされた食事を2年間、取ることになりました。そのために、研究者の健康状態は極めて良好になり、種々の健康に関する臨床検査値もほとんど正常になったとのことです。期せずして、人での適切なカロリー制限が健康によいことが実証されたわけです。

　こうした研究成果やその他の研究結果から、管理された、適切なカロリー制限は、人において健康によいことが分かりました。

食べ過ぎは早食いから

　また、カロリー制限のために腹八分目を守るには、早食いを避けて、ゆっくりと食事を取ることが大切です。

　『養生訓』では、腹八分目で食事をやめても、少し時間がたてば、十分、満足感は得られるとして（巻第3）、ゆっくり食事を取るように勧めています。また、腹が減った時や、のどが渇いた時に、一気にかきこむことはよくないとも述べています。

　早食いの弊害について、名古屋大学の Otsuka ら[11]は、平均年齢 48 歳の男性 3737 人と平均年齢 46 歳の女性 1005 人を対象に食べる速度と肥満の関係を調査しました。食べる速度は「非常に遅い」「比較的遅い」「ふつう」「比較的早い」「非常に速い」の5段階を自己申告とし、肥満度は BMI（Body Mass index; 体重 <Kg> を身長 <m> の2乗で割って求める）を指標に調べました。その結果、早食いの人は BMI が上昇して肥満になり、普通の人に比べて平均体重が約 8 Kg も増えていました。同様な結果が、厚生労働省やほかの公的研究機関の研究[12]でも得られていますので、早食いが肥満につながることは確かです。

　こうしたことから、食事はゆっくり味わいながら食べて、食べ過ぎないようにすることが日常生活では大切であることが分かります。

摂食中枢と満腹中枢

　こうした早食いが肥満を導くメカニズムは摂食中枢と満腹中枢の発見から、科学的に明らかにされています。誰でも、お腹が減れば食欲が増し、しっかりとした食事を取った後は満腹となって幸せな気分になるものです。

　満腹中枢は 1940 年にアメリカ・ノースウエスタン医科大学のヘザリントンとランソン [13] によって見つけられました。博士たちはラットの視床下部の腹内側核という場所を破壊して、その行動を観察しました。すると、ラットは無制限にどんどん食べて肥満になったので、博士たちはこの破壊された場所に満腹を感じて、食事を制限するセンターがあると考え、満腹中枢と名付けました。

　次いで 1951 年、アメリカ・イェール大学のアナンドとブロベック [14] は同じような方法で摂食中枢を発見しました。視床下部の外側野という場所を破壊すると食餌摂取量が極端に減少し、食欲が低下することから見つかりました。

　こうした研究から、満腹中枢が食欲のブレーキになり、摂食中枢がアクセルになって食欲がコントロールされていることが分かりました。

　その後の研究で、人でも同様に視床下部に食欲中枢と満腹中枢があり、食欲の調節をしていることが明らかにされました。大変不幸なことですが、満腹中枢に腫瘍ができた患者さんは肥満症となって、やがては死

に至った症例が報告されています。アメリカの有名な歌手もこの病気にかかり、肥満症のために亡くなったとされています。

　その他、満腹中枢に働く薬である「マジンドール」は日本で使用が認められている食欲抑制薬です。確かにこの薬を飲むと食欲が減退して体重を減らすことができます。適用は手の施しようのない肥満の患者さんに、心臓病などのリスクを減らすために使うことが認められていますので、一般のダイエット目的には使用できません。

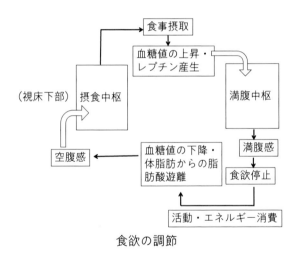

食欲の調節

　このように、食欲は摂食中枢と満腹中枢がコントロールしています。すなわち、食後、数時間経つと血液中のブドウ糖量（血糖）が減り、エネルギーを供給するために体内の脂肪組織から脂肪酸が放出されま

す。こうした時、お腹が減ったと感じて、摂食中枢が働きます。反対に食事を取ると血糖値が上昇し、食物の中の脂肪が脂肪組織を刺激してレプチンを放出させます。それらが刺激となって満腹中枢が活動して、食欲を止めます。ただし、このような血糖値やレプチンが一定濃度に達するには食事の後 15 〜 20 分の時間を要します。従って、早食いでは満腹感を感じるより前に食べ過ぎてしまいます。これが食べ過ぎを招き、肥満の原因となるわけです。このように早食いは、食べ過ぎの原因となりますので、食事はゆっくりといただきましょう。

レプチン

レプチンは食事の後に、血糖値の上昇と脂肪酸の刺激によって放出されるホルモンです。満腹中枢に作用して食欲をコントロールする、体重管理には大事なホルモンです。

加えて、免疫とも深い関連を持っています。レプチンは免疫細胞でも作られ、自然免疫や細胞性免疫および炎症反応を促進します。感染予防や自己免疫疾患の発症を抑制する働きもあると考えられています。このようなことから、適切な食事はレプチンを介して免疫にとっても大切な働きをすること[15]が分かりました。『養生訓』の時代には、こうした食欲の仕組みやレプチンも知られていませんでしたが、経験的に腹八分目を推奨しました。ただ、筆者の経験では腹八分目も早食い防止もやってみるとなかなか難しいものです。習

慣化するには覚悟して努力するほかはないようです。

ＢＭＩと健康

　特に、ストレスの多い現代では、食欲のコントロールは難しく、ストレスによって過食になる人が多いことは事実です。

　通常の健康管理では肥満の指標は体重測定ですが、より客観的な指標はBMIです。WHOではBMIが25以上を肥満と定義しています。22以下では病気にかかる割合は低いですが、25以上になると高血圧や糖尿病など生活習慣病の割合が２倍以上に増えることから25を基準にしたとされています。また、日本肥満学会ではBMIが25~30を肥満１度、30~35を肥満２度、35~40を肥満３度、40以上を肥満４度としています。

　この基準に沿って、国立がん研究センターの予防研究グループ[16]はBMIとがんによる死亡のリスクについて研究しました。その結果、死亡リスクが低いのはBMIが21〜27の間であり、30以上になると死亡リスクが増すとしています。

　また、免疫反応もBMIを指標とした肥満度と相関して、BMIが高くなると、免疫力が低下することが分かってきました。このほか、心臓病やアレルギー疾患でも肥満は病気の確率や死亡リスクを高めることが明らかにされています。

　ただし、人では肥満を避けるための「節食」に対して、生理学的に何重にも離脱機構が備わっています。カロリー制限は極端になると命に関わるからです。従って、

「適度で安全な節食をするという強い意志」以外、食欲のコントロールは難しいように思われます。あくまでも、適度な節食が大切です。

2）楽しい食事こそ健康食

（巻第4）「怒の後、早く食すべからず。食後、怒るべからず。憂ひて食すべからず。食して憂ふべからず」

（食育教材）[17]「食卓が小言を言われる場になるのは残念だね。一緒に楽しく食べる時間は、家族のコミュニケーションに最適だから、みんなで楽しく食べて、体も心も元気に過ごせるといいね」

感情の高ぶりを避けて食事を取る

『養生訓』では、怒りや憂いがある時は食事をしないように、また、食事の後もそうした感情の高ぶりを避けるように説いています。感情によって消化器の機能を乱し、健康を害することがあるからです。

「腹が立つ」「断腸の思い」など感情と消化器のつながりは多くの言葉にも見られます。感情の発生源である脳の機能と消化器の機能は相互に影響し合い、密接な関係にあることが分かっています。食事中、子どもに「早く食べなさい」とか「ほら、こぼしているよ」などイライラ、ガミガミ、怒るお母さんの胃は重く、反対に親子だんらんの和やかな食事はおいしく、消化によいでしょう。このように不安、怒りあるいは喜びなどの情動に対して、胃腸は敏感に反応します。

19世紀と20世紀の初頭にアメリカで行われた少し

古い研究ですが、感情と消化器の動きについて興味深い報告があります。「マーチンの窓」と「トムの胃ろう実験」と呼ばれています。マーチンもトムも男性ですが、事故で胃を損傷し、胃ろうを作り、外から胃の内部が見えるという、特殊な胃を持った患者さんでした。胃の研究には得難い患者さんです。

　マーチンは軍医のバーモントに、トムはコーネル大学のウオルフに何年間も協力して、感情変化と胃の運動について、貴重なデータを提供しました。２人の患者さんからはリアルタイムで感情の変化と胃の変化が観察できたからです。

　その中で、怒りと消化機能の関係が注目されました。マーチンは怒ると胃がすぐに青ざめ、食べた肉は機嫌がよい時の約２倍も長く胃にとどまっていました。また、トムの場合は、怒ると胃の分泌や運動が亢進し過ぎて、やがては出血や "びらん" が生じました。両者とも怒りが胃に悪影響を及ぼすことは明らかでした。「怒の後、早く食すべからず。食後、怒るべからず（巻第４）」はこうしたマーチンとトムの研究からも実証されたわけです。

　さらに最近の研究では脳と腸の働きの相関性、すなわち脳腸相関が注目されています。脳から腸へは神経が、腸から脳へは腸内細菌から放出されるサイトカインや消化管ホルモンが関与します。ストレスや怒りを脳で感じると、腹痛や便秘、下痢など胃腸症状が出ますし、腸が病原体に感染すると不安が生じることからも脳腸相関が示されています。

脳腸相関について、アイルランドのカレッジ・コーク大学のディナンとクライアン[18)は腸内フローラの状態が精神状態に大きな影響を与えることを見出し、その人の性格をも決

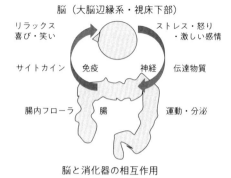

脳と消化器の相互作用

脳（大脳辺縁系・視床下部）

リラックス　喜び・笑い

ストレス・怒り・激しい感情

サイトカイン　免疫　神経　伝達物質

腸内フローラ　腸　運動・分泌

める可能性があると言及しています。また、腸内フローラの状態と認知症の発症が関係することが多くの研究から明らかにされ、腸と脳は密接に関係していることが確かめられています。

　このように、脳腸相関は健康の獲得や維持に大切な仕組みですので、食事の時は穏やかな気持ちで、楽しく過ごすことが身体にとってはよいと言えます。

3）おいしさは健康のバロメーター

　（巻第3）「食物の気味、わが心にかなはざる物は、養（やしない）とならず」

　（魯山人）[19)「うまいものを食うと人間はだれでも機嫌が良くなる。必ずニコニコする。これが健康をつくる源になっているようだ」

おいしさ

　おいしさを求めることは人にとって命を懸けるほど大切なものです。コロンブスが、おいしい調味料を求めて、長い航海の末、アメリカ大陸を発見したことは有名です。おいしさの追求は『養生訓』でも述べられています。調味料、旬の食材、ご飯の炊き方、野菜、魚肉などの調理法などについて詳しい記述があります。

　また、『養生訓』では「食物の気味、わが心にかなはざる物は、養とならず」（巻第3）として「食べ物はおいしいと感じなければ栄養にならない」と言っています。しかし、「おいしさ」が肝心と聞かされても、おいしいものばかりを食べていて、健康によいのであろうかと疑問が湧きます。ただし、おいしさは脳内麻薬と呼ばれるドパミンとβ－エンドルフィンの分泌を促しますので、せっかく食べるならおいしいと感じて食べることは健康によいことになります。もちろん量は腹八分にすることは言うまでもありません。

　では、おいしいとはどんなことでしょうか。おいしさを科学的に分析すると、主に五感と環境から成り立っています。

　五感とは一般的には視覚、聴覚、触覚、味覚および嗅覚の感覚情報ですが、これに影響するのが感情や経験あるいは雰囲気などの環境要因です。

　経験をお持ちの方も多いと思いますが、仕事で緊張した時の食事はおいしくありません。しかし、家族や

友人、恋人との楽しい雰囲気での食事はおいしいもの
です。また、しゃきしゃきした生野菜はおいしく感じ
ますが、べっとりとした生野菜はあまりおいしく感じ
ません。このように、おいしさは味覚のほかに、環境
が大いに影響します。

食事と五感と環境

味覚	嗅覚	視覚	触覚	聴覚	環境
甘、苦、酸、塩、うまみ	香り	新鮮さ、色、形	温度、かみ応え	そしゃく音	年齢、健康、感情、場所、時間、雰囲気

　無論、おいしさを感じる第一の要素は味覚です。人
の味覚には「甘味」「うまみ」「酸味」「塩味」「苦味」
の５種類が知られていますが、そのいずれの味も舌の
表面にある味蕾で感じ、その信号が大脳に伝わります。
　「甘味」はエネルギー源の糖、「うまみ」はアミノ酸
のグルタミン酸とイノシン酸が主体の味で、東京大学
の池田菊苗[20]によって見つけられました。英語でも
「umami」と呼ばれる味覚です。また、「塩味」は体
のバランスを保つためのミネラルです。
　これに対して「酸味」は有機酸で、腐敗を疑わせる
味です。また、「苦味」は多くの場合、毒物の味とされ、
もともと動物が毒物の摂取を避けるために発達した味
覚と考えられています。草食動物に比べ肉食動物は苦
味に敏感で、苦味のある食物は少量しか食べないこと
が知られています。
　人間にもその傾向があり、苦味に対する感受性は抜

群に高いとされています。これは毒物に対する本能的な回避反応と言えます。従って、人間は本能的に酸味と苦味を嫌い、甘味、うまみと塩味を優先します。

しかし、日本食の「おいしさ」にはこの苦味や酸味が欠かせません。おいしさの大事な要素になっています。日本食の「おいしさ」は全ての味と同時に、視覚や触覚など脳全体を刺激し、いろいろな情報を集積して感じていると言えます。こう考えると、おいしさを感じる食事、特に日本食は、脳の活性化によいのかもしれません。

脳の活性化においしさが役立つなら、おいしいものを食べると認知症になりにくいのかと考えましたが、おいしさを感じると認知症になりにくいというデータは見つかりませんでした。ただし、認知症になるとおいしさを感じなくなるという研究報告[21、22]がありました。また、別の研究では味の異常を感じると認知症の予知ができるという報告もあります。こうしてみると食事がおいしくいただける間は、認知症が進んでいないと考えてよいのではないかと思います。おいしく食事がいただけることは健康の証しであると同時に、健康獲得にもよいのでしょう。おいしさは健康管理のバロメーターと言えます。

４）規則的な食事
−１日１回は空腹を感じる食事のサイクル−

（巻第３）「夕食は朝食より滞やすく消化しがたし。晩食は少きがよし」

（巻第3）「日短き時、昼の間点心食ふべからず。日永き時も昼は多食はざるが宜し」

（厚生労働省 e-ヘルスネット）「毎日決まった時間に食事をするという行為は、生活リズムを整えることや肥満予防につながる。1日は24時間だが、私たちの体にある体内時計は24時間よりも若干長くなっているといわれている。これを24時間にリセットするため、朝日を浴びることや朝食を食べることが必要になる。朝食を抜くと、このリズムが狂ってしまうだけではなく、エネルギーを使わないように代謝を抑えるようになってしまう」

朝食

現代は朝、昼、晩と3食ですが、江戸時代は2食が多かったようです。『養生訓』では「晩食は朝食より少なくした方がよい（巻第3）」ことと「間食はしない方がよい（巻第3）」としています。朝食に重点を置くことと間食はやめた方がよい点は現代も同じです。

朝食を抜くことの弊害は多くの研究によって明らかにされています。鳥取大学の Yokoyama ら[23] は40歳から79歳の3万4128人の男性と4万9282人の女性を対象に朝食抜きの影響を調べました。その結果、朝食抜きの生活は男女とも、全死亡リスクを高めることを明らかにしています。このほか、朝食抜きの生活はあらゆる生活習慣病と関連し、糖尿病、循環器系疾患および消化性潰瘍のリスクを高めることが知られて

います。

　また、時間栄養学の観点からも１日３食は必ず規則
的に取り、夕食は軽めにすることが重要であることを
早稲田大学の柴田ら[24]が報告しています。

　このように、『養生訓』で述べられた規則正しい食
事の重要性、特に朝食については、現代の研究によっ
ても確かめられていますので、定時に食事を取る習慣
を身につけることは健康には大切です。さらに、適切
なカロリー制限が、抗老化遺伝子の活性化に有効であ
ることを考えると、「１日１回は空腹を感じるような
食事のサイクル」を作ることが健康獲得・維持にはよ
いと考えらえます。

【４】食材と食品による未病ケア
１）食品の機能性

　（巻第３）「食は身をやしなふ物なり。身を養ふ物を
以、かへつて身をそこなふべからず。故に凡食物は性
よくして、身をやしなふに益ある物をつねにゑらんで
食ふべし。益なくして損ある物、味よしとてもくらふ
べからず」

　（巻第３）「清き物、かうばしき物、もろく和かなる
物、味かろき物、性よき物、此五の物をこのんで食ふ
べし。益ありて損なし」

　（健康食品）「健康によい働きを表示できる食品は『保
健機能食品』であり、『特定保健用食品（トクホ）』、『機
能性表示食品』、『栄養機能食品』の３種類がある」

清き物、性よき物を好んで食らうべし

　『養生訓』では巻第3に「食はもともと身体を養うものであるが、身を養うべきもので体を損ねてはいけない。本来、全ての食品は体を養うのによいものばかりであるが、時にはよくないこともあるので、よいものを選んで食べよう。体によい食品は新鮮で香りがよく、柔らかで、淡泊な味で、癖がないもの」としています。

　当然のことですが、当時は日本食のみでしたので食材は穀類、野菜、魚など限られたものでした。これに日本食には欠かせない、独特の調味料が用いられていました。

　日本食（和食）はよく健康食といわれますが、確かにほかの国の食事と比べると、健康にはよい面が多くあります。

　和食は多彩な食材をバランスよく調理した一汁三菜が基本です。主食のご飯と1種類の「汁物」と3種類の「おかず」です。2012年には「和食；日本人の伝統的な食文化」として、ユネスコの無形文化遺産に登録されました。この時の選定理由は「食文化として新鮮で多種多様な食材」「健康的な栄養バランス」「自然や季節変化の表現」「年中行事とのかかわり」などが配慮されました。機能の面から、多種類の多彩な食材を用いて、健康的な栄養バランスがよい点を評価されたことは、和食の機能性が理解された証しと言えます。こうしたことから日本動脈硬化学会[1]では「The

Japan Diet」として動脈硬化の予防には和食を基本とすることを勧めています。

　和食の多彩な食材の中でも「まごはやさしい」といわれる「ま（豆類）」「ご（ゴマ）」「わ（ワカメなどの海藻）」「や（野菜）」「さ（魚）」「し（シイタケなどのキノコ類）」「い（芋類）」の７種類は機能性を持つ食材として、特に健康によいとされています。

　『養生訓』では具体的な食材にはあまり触れていませんが、あっさりしたものを勧めています。ただし、冷たいものや腹が張るもの、あるいは激辛の食品は避ける方がよいとしています。

　これに対して現代は、国が認定した基準を満たした食品を保健機能食品として取り上げ、さらに「特定保健用食品（トクホ）」、「栄養機能食品」および「機能性表示食品」の３種類に細分化して、科学的な裏付けに基づいた機能性を表示するようになりました。

　科学的な根拠に裏付けられていますので、安全性や有効性は信頼できますが、保健機能食品の中には過剰摂取や薬との併用などによって健康被害を生じるものもありますので、注意が必要です。しかし、一般保健機能食品は経験上、安心できる健康によい食材として選ぶことができます。

デザイナーフーズ

　このほか国外では、1990 年にアメリカ国立がん研究所が、がんの予防に有効であると考えられる約 40種類の食品を効果の高い順にピラミッド型に並べ、「デ

ザイナーフーズ・ピラミッド」を提唱しました[2]。この表を参考に1日5皿分以上の野菜と、200gの果物を取るように提案しています。

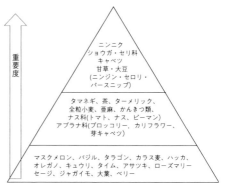

重要度

ニンニク
ショウガ・セリ科
キャベツ
甘草・大豆
(ニンジン・セロリ・
パースニップ)

タマネギ、茶、ターメリック、
全粒小麦、亜麻、かんきつ類、
ナス科(トマト、ナス、ピーマン)
アブラナ科(ブロッコリー、カリフラワー、
芽キャベツ)

マスクメロン、バジル、タラゴン、カラス麦、ハッカ、
オレガノ、キュウリ、タイム、アサツキ、ローズマリー
セージ、ジャガイモ、大葉、ベリー

デザイナーフーズ

　ほぼ同時期に、アメリカガン研究協会と世界ガン研究基金が信頼できる5千以上の科学論文から、がんの予防のために有用な食品を選びました。デザイナーフーズと合わせて考えますと、がん予防には「有色野菜、精製度の低いでんぷん質の主食食品、穀類、豆類、根菜類、バナナや油糧種子など」がよいと言えます。

　さらに、カリフォルニア大学ロサンゼルス校（UCLA）の津川友介[3]は、著書『世界一シンプルで科学的に証明された究極の食事』の中で、信頼できる科学的研究に基づいて、脳卒中や心筋梗塞の発症リスクを減らすことができる食品として魚、野菜と果物（ジャガイモとフルーツジュースを除く）、茶色い炭水化物、オリーブオイル、ナッツ類の5種類の食材を挙げています。

　このように現代は、がんの予防や生活習慣病の予防に有用な食材が詳しく調べられていますので、ここで

は免疫力の増強について報告されている食材をまとめてみました。

免疫力を増す食品

　代表的な食材はキノコです。もっとも有名なものはレイシ（霊芝）で、マンネンタケとかサルノコシカケとも呼ばれ、一般にがんの予防などによいとされています。ナチュラル・キラー（NK）活性を増強する作用や体液性および細胞性免疫を促進する作用を示します。また、シイタケは身近なキノコですが、シイタケの菌糸体にも免疫を促進する作用があります。このほかヤマブシタケやハナビラタケ、カワラタケ、ヒラタケ、マイタケなどにも免疫促進作用が知られています。筆者らも、ヤマブシタケとカワラタケの免疫促進作用を基礎実験で確かめています。ただし、人での検討は例数が限られていますので、今後、信頼度を増すために、規模を拡大した臨床的研究が進むことを願っています。

　また、キノコ類に次いで、免疫増強効果を示すものとしては乳酸菌食品、発酵食品があります。これらの効用については、腸管免疫のところでも述べましたが、和食には発酵食品が多く、日本人は免疫力を増す食品に恵まれていると言えます。

　ちなみに和食の発酵食品は原料の違いで大まかに３種類に分けられます。第一は穀物や豆類の発酵食品で、みそ、しょうゆ、納豆などです。第２は魚を使った発

酵食品で、塩辛、かつお節、なれずしなどです。その
ほか、野菜の漬物などが和食の発酵食品です。

免疫促進作用が報告されている食品 [4-16)]

1　キノコ　（シイタケ、レイシ、ハナビラタケ、
　　カワラタケ、ヒラタケ、ヤマブシタケ、マイタケ、
　　メシマコブなど）（Wang、2019、Vetvicka、2019）

2　乳酸菌および発酵食品（Frei、2015、Gopalakrishnan、2018）

3　大豆製品　納豆、（Lefevre、2015）、
　　　　　　　みそ（Hosoi、2003）

4　フィトケミカル（ニンニク、タマネギ、キャベツ、
　　ブロッコリーなど）（Iddir、2020、Grudzien、2018）

5　魚（Waitzberg、2009、Calder、2015）

6　ビタミン含有食品（ABCDE）
　　（Pecora、2020、Shakoor、2021）

7　ミネラル（亜鉛など）（Pecora、2020）

　発酵食品の代表であるみそは『養生訓』に「味噌、
性和にして、腸胃を補なふ（巻第３）」として優良食
材としています。ただし、これらの発酵食品は元来が
保存の目的もあって、塩分含量の多いものがあります。
この点は、循環器系への影響を配慮していかなければ
いけません。和食の発酵食品の中では、みそ、納豆、
野沢菜などが科学的に免疫系への影響が研究され、そ
の効果が報告されています。
　みそについては、高血圧やがんの予防効果に加えて、
抗アレルギー作用や免疫に関する作用が動物実験で明

らかにされています。そのほか、人を対象にした研究
は、2003年に国立がんセンターのYamamotoら[17]が
行った研究があります。先生らは2万1853人の40～
89歳の女性に1日3杯のみそ汁を飲んでもらったと
ころ、乳がんの発症率が通常の発症率より40％も減
少したことを見つけました。こうした結果はいろいろ
な原因が考えられますが、おそらく、免疫への影響も
あったものと考えられます。しかし、みその免疫増強
作用については、動物での成績が多く、まだ人でのデー
タは限られています。動物実験では確かに免疫の増強
作用が認められますので今後、人での確認が期待され
ます。

　また、納豆については、納豆に含まれる菌、Bacil-
lus subtilisの効果をフランス・ボルドー大学のレフェ
ベルら[8]が研究しました。研究では60~70歳の高齢
者100人を対象に、この菌を摂取した人と摂取しな
かった人を比べました。その結果、摂取した人は血中
のIgA量が増え、呼吸器感染症の罹患率が明らかに
低下したことを示しています。

　このほか、野沢菜やなれずし、魚油の成分あるいは
ミネラル、ビタミンの免疫力への影響の研究が科学的
に行われ[18, 19]、それらの食品の免疫力増強効果が明
らかにされています。

　このように現代科学は、健康に有用な食材を科学的
に解明しています。しかし、研究の多くは食品成分に
ついての基礎的研究が中心です。加えて、これらはあ
くまで食品の成分であり、薬ではありません。特に免

疫機能は、環境からの影響が大きいことや即効性が期待できないことなどを考え合わせると、食習慣としてこれらの食材を長期間取り入れて長い目で効果を見ることが大切だと思います。

2）新鮮な食材

（巻第４）「諸の食物、陽気の生理ある新きを食ふべし。毒なし。日久しく歴たる陰気鬱滞せる物、食ふべからず。害あり」

（生鮮食品）「生鮮食品は青果（野菜・果物）、鮮魚、精肉など、水分の含量が多く、常温下での貯蔵では変性しやすい食品のこと。現代は貯蔵法や運搬技術の発達のせいで、鮮度が保たれた食品が多いが、問題がある場合もある」

新鮮な旬の食材と食品

『養生訓』のころと今とでは、新鮮な食材についての考えが少し違っています。当時は「地産地消」が主体で、産地からの食材はかなり早い時期に、近距離の消費者に渡りました。これに対して現代は輸送技術が進んで、新鮮さがある程度保たれた食品が遠方から運ばれて、店頭に並びます。しかし、これらの中には栄養学的あるいは食科学的には新鮮と言えないものも多くあります。

アメリカでベストセラーとなったデイビット・エイガス[20]の『ジエンド・オブ・イルネス─病気にならない生き方─』やマイケル・ポーラン[21]の『ヘルシー

な加工食品はかなりヤバい』の中では、「新鮮という錯覚—近所のマーケットに潜む危険—」や「自然食品のすすめ」の項目に、マーケットに並ぶ「生鮮食品」の中には、思ったほど新鮮ではないものがあることに注意を払うように警告しています。

　ポーランは、もしマーケットに出かけた時、入荷したての野菜や果物がなければ、冷凍食品や缶詰の使用を勧めています。その方が、避けたい分解物を含む可能性が少なく、栄養価には問題はないことが多いとしています。収穫後、すぐに冷凍されたものであれば、劣化に関わる酵素の働きが止まり、新鮮さが保たれますので一理あるようです。

　新鮮さを求め、とれたての野菜・果物・魚を直売する産地のマーケットに出かけることは休日ならよいでしょうが、日常となるとなかなか困難です。そのために、冷凍食品や缶詰を選択する考え方は取り入れてもよいと思います。

　このほか、『養生訓』では新鮮なものと同時に旬の食材を勧めています。旬の食材は四季のある日本ならではのものです。その季節の生気がみなぎり、夏なら体を冷やし、冬なら体を温めてくれる自然の健康食品と言えます。現代は栽培技術や運送技術の発達によって、年中、いろいろな食材が手に入るようになりましたが、タラの芽やタケノコ、サンマなどは今でも旬の食材として、季節にならないと店頭に並びません。

　「旬」の食材に含まれる成分には季節変動があります。好例はカツオです。カツオは旬が２回あるとされ、

戻りカツオと初ガツオと呼ばれます。戻りカツオは8
〜9月が旬であり、初ガツオは4〜5月が旬とされて
います。両者の成分を日本食品標準成分表で見ますと、
たんぱく質の量はいずれもほぼ同じですが、脂質成分
は初ガツオに比べて戻りカツオは約12倍高く、脂が
のっています。熱量も約1.5倍高くなって、秋冷に備
える秋の食べ物です。これに対し、初ガツオはさっぱ
りとした味で夏の食物と言えます。

　このように、季節に合った新鮮な旬の食材は、それ
ぞれ理由があり、四季を感じる日本人の食文化の原点
になっています。

3）醬・薬味

　（巻第3）「聖人其醬を得ざればくひ給はず。是養生
の道也。醬とはひしほにあらず、其物にくはふべき
あはせ物なり。今こゝにていはゞ、塩酒、醬油、酢、
蓼、生薑、わさび、胡椒、芥子、山椒など各其食物に
宜しき加へ物あり。これをくはふるは其毒を制する也。
只其味のそなはりてよからん事をこのむにあらず」

　（薬味）「食物に添えてその風味を増し食欲をそそる
ための野菜や香辛料であり、成分には殺菌作用や解毒
作用あるいは食欲増進作用を持つものが多い」

香辛料は薬味

　『養生訓』には調味料についての記載があり、内容
は「聖人は和え塩（調味料）がなかったら、食事をし
なかったという。これは養生の道である。塩、酒など

の調味料はその食事に合うものがある。その時の調味料は食物の毒を制するものになる。味をよくするための物だけではない（巻第3）」と記載して薬味としての働きを述べています。調味料の全てが薬味になるわけではありませんが、調味をすると同時に食欲増進作用や抗菌作用を示すものがあります。

　確かに薬味の中には、殺菌や防腐の意味を持つ生薬が含まれています。多くのものは芳香があり、芳香の原因物質である精油成分が作用の本体です。このほか、ショウガやサンショウなど身体を温める作用を持つ薬味には免疫促進作用が期待されます。

　日本大学の夏野ら[22]はショウガの摂取による人への作用を、冷え性気味の若年の健常女性19人を対象に検討しました。その結果、食事による影響を除いた生のショウガ10gを摂取した場合は1分当たりのエネルギー消費量が、安静時に対して2時間後に8.2%、3時間後には6.6%増加し、別に、生のショウガ20g相当を摂取した時は効果がさらに増すことを示しました。こうした結果は、ショウガが酸素消費量を増加させ、同時に体内の脂肪の燃焼を盛んにすることでエネルギー消費を促進させ、保温効果につながったと考えられるとしています。

　また、動物での成績ですが、トウガラシ（カプサイシン）、ショウガ（ジンゲロン）、コショウ（ペパリン）の抽出液の点滴によって、副腎髄質からのアドレナリンの分泌が高まり、神経が活発になって、体温を上げることも報告されています[23]。

さらに、最近の研究では、薬味に含まれる精油成分（アルファピネン）は人での免疫促進作用を示すことが明らかにされ[24-26]、薬味の効果は徐々に確かめられつつあります。

　いずれにしても、たかが薬味と思わずに、薬味を上手に使って食事の楽しさを倍増させ、健康にも役立つようにしたいものです。

【5】飲料（水、茶、酒）による未病ケア
1）水

　（巻第3）「水は、清く甘きを好むべし。清（きよ）からざると味あしきとは用ゆべからず。郷土の水の味によつて、人の性（うまれつき）かはる理なれば、水は尤（もっとも）ゑらぶべし」

　（ヘルマン・ヘッセ）[1]「水から学べ……。水は命の声、存在する者の声、永遠に生成するものの声だ」

清き水、エビアン、機能水

　『養生訓』で取り上げられている健康獲得に関わる飲み物は水とお茶とお酒です。

　水については巻第3に「水は清らかで甘いものがいい。清くなく味の悪いものは使ってはいけない。故郷の水の違いによって人の性質が変わるほど、大切なものなので、人格形成の基本的なものである。よいものを選んで飲むようにしよう」としています。

　以前、学会で訪れたスイスのモントルーで、水について苦い経験をしました。モントルーでは旅行者にはモントルーの水ではなくレマン湖を挟んだ対岸のエビ

アンの水を勧めていました。エビアンの水は、古くフランスの侯爵がその水を飲んで持病の腎臓結石を治したとの逸話から、健康によい水との言い伝えがあります。

　友人はそのことを知らずに、モントルーの水を飲んでいましたが、胃腸の調子を崩したので、エビアンに変えたところ、すぐに回復しました。こうした経験からも、水の大切さを再認識しました。

　水は全てのものの基本であり、体の半分以上（55〜60％）を構成するものです。体重50Kgの人では約30Kgが水です。このように体には大量の水分がありますが、身体の水分はほんの少しの増減でも命に関わるほどの影響を与えます。

　通常は、約2％（約600mL）の水がなくなると、のどが渇き、約3％（約1L）がなくなると脱水症状が生じ、10％も失うと、命の危険にさらされます。従って、水の摂取には、常に気を配ることが必要です。

　平均して、人の体では1日に約2.5Lの水が出入りしています。通常、人は食事から約1.0L摂取し、体内代謝で約0.3Lの水が作られます。排出は尿や便などによって約1.6L、呼吸や皮膚からの自然蒸散でおおよそ0.9Lの水が体外へ出されます、この計算でいくと、私たちは1日に1.2Lを飲み水として取らなければいけないことになります。しかし、これはあくまで標準的な例で、激しい労働や運動をする人あるいは水分を多く含む和食などを好む人では違ってきます。また、私たちの体は排せつする尿の量を調節して、体内の水

分量を自動的に、一定に保つ仕組みが働いていますの
で、水の摂取量の基準値は設定できません。

人の体における1日の水分出納量

出ていく水の量		取り込む水の量	
自然蒸散（皮膚）	約0.5L	食事	約1.0L
自然蒸散（呼吸）	約0.4L	飲水	約1.2L
糞尿	約1.6L	体内産生	約0.3L

　しかし、水分不足は、熱中症や脳梗塞、心筋梗塞な
どの病気のリスクを高めます。
　こうしたことから、厚生労働省は「健康のために水
を飲もう」運動を展開しています。こまめに水を飲む
習慣や運動中の飲水の影響についての正しい知識や認
識の普及に努めています。
　同じように文部科学省も、水については関心が高く、
広く研究を進めています。文部科学省の科学技術・学
術審議会の資源調査分科会は2012年に「地球上の生
命を育む水のすばらしさの更なる認識と新たな発見を
目指して」と題する報告書[2] を発表しました。現在
の日本の水研究について、専門の先生の貴重な意見が
集められています。一読をお勧めしますが、私たちも
いま一度、水の健康における大切さを再認識する必要
があります。
　また、SDGsでは6番目の目標として「安全な水と
トイレを世界中に」を挙げています。安心して飲める
水を安い価格で、全ての人に供給できるようにするこ
とと屋外で用を足す人がなくなるようにトイレを整備

することが目標です。また、水に関しては水質や水災害のことまで含んで達成目標が設定されています。

このように水への関心は広がっていますが、『養生訓』で述べられている「清き甘き水」の科学的裏付けや、ふるさとの水が人格形成に及ぼす影響についての研究はまだまだ進んでおらず、今後の研究を期待するところです。

こうした中で、近年、機能水についての話題をよく耳にします。『養生訓』でいわれているような特別な機能を持った水を期待しますが、機能水についての定義もまだ、一定のものがあるわけではありません。水に含まれる水分子のクラスターがさまざまな形になるために機能に違いが出ると説明されていますが、水のクラスターについても、どのような分子構造なのか、そのためにどんな機能になるのかなど、まだよく分かっていません。大変興味深いテーマなので、この分野の研究が進むことを願っています。

２）お茶

（巻第４）「茶は冷也。酒は温也。酒は気をのぼせ、茶は気を下す。酒に酔へばねむり、茶をのめばねむりさむ」

（ウイリアム・グラッドストン）[3]「寒い時、お茶は温めてくれる。熱くなりすぎる時、お茶は冷やしてくれる。落ち込んでいる時、お茶は元気づけてくれる。興奮している時、お茶は落ち着かせてくれる」

お茶は時間を長くして、お酒は時間を短くする

　『養生訓』ではお茶について、巻第4で煎じ方や効果を述べています。「お茶は身体を冷やす性質があり、酒は身体を温める性質がある。酒は気を陽気に興奮させ、眠気を誘うが、お茶は気を落ち着かせ、眠気を払う（巻第4）」としています。

　また、古くからお茶は時間を長く感じさせ、お酒は時間を短く感じさせるといわれています。経験したことがある方も多いことと思いますが、いずれも中枢神経系への作用の結果と思われます。

　お茶の効用については、『養生訓』ではあまり詳しくは触れていませんが、臨済宗の開祖である栄西は『養生訓』が書かれた500年ほど前に『喫茶養生記』に「茶は養生の仙薬、延齢の妙薬である」と記し、その効用を世間に広く知らせました。確かにお茶は古くから、何かしら体によいものとして認められていました。そうしたことから、現代になって、お茶の効用についての科学的な解明が精力的に行われています。

　現在、日本で使われているお茶は製法（発酵法）によって大まかに4種類に分けられます。日本人に一番なじみの深いのは緑茶ですが、緑茶は不発酵茶です。次いで、ウーロン茶は半発酵茶、紅茶は発酵茶、さらにプアール茶は後発酵茶です。これらのお茶は発酵の度合いによって色が変わることが特徴です。紅茶は褐色ですが、英語で red tea とか black tea というのも、発酵による色から来ています。

発酵は茶葉をもむことによって、中に含まれる酸化酵素が活性化され、タンニンを酸化して渋味が出ると考えられています。この渋さはカテキンなどのポリフェノールによって引き起こされます。お茶は直接のエネルギー源にはなりませんが、この渋さが嗜好品としてたしなまれています。さらに、この渋さの成分がお茶の効用に大きく関わっています。

　緑茶の場合、ポリフェノールはエピカテキン、エピガロカテキン、エピカテキン・ガレート、エピガロカテキン・ガレート（EPGCG）の４種類です。

　『養生訓』でのお茶は緑茶と低温でほうじたほうじ茶ですが、それらの成分である EPGCG が健康効果の本体とされ、基礎研究が盛んに行われています。エピジェネティクスの項でも述べましたが、EPGCG は「がん」「肥満」「心疾患」を抑える遺伝子のスイッチをオンにするエピジェネティクな変化を招く食品成分であることが分かり、こうした作用がお茶の健康効果に寄与していると考えられています。

　また一方で、緑茶の人における健康効果についても精力的に研究され、免疫促進作用、抗感染症作用、抗アレルギー作用、コレステロール低下作用、体重・体脂肪の減少作用、抗酸化作用、虫歯や歯周病などの抗菌・抗炎症作用、脳機能の改善作用、さらにはがん予防作用が明らかにされています。

　緑茶の免疫促進作用については、静岡県立大学の古島ら [4] の研究があります。先生らは 65 歳以上の 20 人の人を対象に、緑茶のカテキンを多めに含むお茶を

毎朝、２週間飲んでもらい、その時の NK 細胞の活性を調べて、緑茶が明らかに NK 活性を上昇させることを見出しました。このほか、これらのカテキン類には上気道感染症・インフルエンザ感染症の予防効果があることも報告しています。こうした抗感染症作用は免疫促進作用によるものと思われますが、詳細な機序の研究はこれからのようです。

緑茶の効用（人への作用）[4-14]

① 免疫促進作用、カテキン

　（Furushima.2019、2018、Menegazzi、2020）

② 抗感染症作用、インフルエンザ予防（大西慎太郎、2019）

③ 抗アレルギー作用、花粉症予防（Maeda-Yamamoto、2009）

④ コレステロール低下作用（Unno、2005）

⑤ 体重・体脂肪の減少作用（Kajimoto、2005）

⑥ 抗酸化作用（Gao、2018）

⑦ 口腔での抗菌作用、口内炎抑制（Sakagami、2018）

⑧ 脳機能改善作用（Fernando、2017）

⑨ がん予防作用（Fujiki、2012）

また、農業・食品産業技術総合研究機構の Maeda-Yamamoto ら[8] は、ダニ抗原による通年性のアレルギー性鼻炎の患者さんとスギ花粉による季節性のアレルギー性鼻炎の患者さんにメチル化カテキンを含む「べにふうき茶」を 12 週間続けて飲んでもらったところ、いずれの鼻炎の症状も改善したことを示しました。緑茶のほかに、甜茶やハーブティーの鼻炎に対する効

果の報告もあり、お茶は鼻炎に対して効果が期待できそうです。

　筆者らもメチル化カテキンの抗アレルギー作用について、Maeda-Yamamoto らとの共同研究[15]で、その有効性を解析し、お茶の効果を確認しています。

　緑茶の効果はこうした免疫反応に関連する作用のみならず、上述のように抗酸化作用（アンチエイジング作用）、抗菌作用、さらにがんの予防効果などの幅広い作用が研究され、健康にはよい飲料であることが確かめられています。

　また、こうしたお茶の作用の本体であるポリフェノール類は、飲んでも体には吸収されないとされてきましたが、検出法の進歩により今ではお茶を1杯飲むと1～2時間後には血液中に約200ng/mL程度のカテキンが証明され、微量ですが、吸収されていることが分かりました。

　これらの健康効果は、緑茶だけでなく、ウーロン茶、紅茶、プアール茶についてもその効果が検討されて、有用性が報告されています。

　このように、お茶は健康によい飲料であることが明らかにされていますので、毎日の楽しみとして味わいながら未病ケアに役立てることができると思います。

3）お酒

　（巻第4）「酒は天の美禄なり。少しのめば陽気を助け、血気をやはらげ、食気をめぐらし、愁を去り、興を発して、甚人に益あり。多くのめば、又よく人を

害する事、酒に過たる物なし」

（フランク・シナトラ）[16]「アルコールは人間にとって最悪の敵かもしれないが、聖書には汝の敵を愛せよと書かれている」

お酒の効用

『養生訓』には「酒は天からの恵みです。少し飲めば陽気になり、気分を和らげ、食欲を増進して、楽しい気分になり、よい点がたくさんある。しかし、大量の飲酒は身体を傷める。そうした身体を傷めるものとしては酒が一番怖い（巻第4）。故郷の人でも、10人に9人は酒を飲むが、長寿である。ただ、大量に酒を飲む人で長寿の人はまれである。酒は軽く酔う程度に飲めば長生きの薬となる。（巻第4）」とあります。加えて、「酒の量には個人差があるので、自分に合わせた適度の量を飲むようにするように（巻第4）」とも述べています。

『養生訓』で述べられた適量の飲酒が健康によいことは多くの研究で明らかにされています。効果はアルツハイマー型認知症の発症低下や風邪の罹患率の低下などです。お酒の好きな人には朗報ですので、研究の一部を紹介します。

フランスのボルドー大学のオルゴゴザ[17]は65歳以上の3777人を対象にワインの影響について調査しました。その結果、ワインを毎日3、4杯飲んでいる人のアルツハイマー型認知症の発症率は、全く飲まない人の4分の1に過ぎないことを発表しました。ただし、

この時のグラスの大きさは、通常のワイングラスです。同様にオーストラリア・ニューサウスウエルズ大学のシモンズら[18]も適量の飲酒は全く飲酒しない人に比べて34％も認知症の発症率が低下することを報告しました。

　こうした認知症の発症予防効果に、加えて、風邪の予防効果の報告が多くあります。東北大学では[19]、899人の日本人を対象に、飲酒と風邪の罹患率を調べました。毎日、適量のお酒を飲む人と週に４〜６回あるいは３回以下の人を比べると、毎日の人の方が風邪にかかる率が低いことを発表しています。このほかスペイン[20]やイギリス[21]の研究でも飲酒により風邪の罹患率が低くなることが示されています。ただし、これらの効果が感染防止に働く免疫力によるかどうかは言及されておらず、飲酒による感染症防止が免疫力アップと短絡的に結びつくわけではないようです。

　このように飲酒は適量であれば、認知症や風邪の予防に効果があるようです。

お酒の害

　しかし、アルコールは量を過ぎると体に取り返しのつかない悪影響が出ます。

　アルコールの血中濃度と症状については厚生労働省のe-ヘルスネットに、詳しく記載されています。個人差はありますが、一般的にアルコールの血中濃度が0.5mg/mLまでは、気分がよく、活発になり、1.5mg/mLまでは気が大きくなり、なれなれしくなって、陽

気な気分になります。しかし、1.5mg／mL を超えると、悪心・嘔吐や歩行困難、さらには反社会的行動が見られるようになり、4 mg／mL では生命の危険が生じます。このようにアルコールは濃度が 1.5mg/mL を境に二面性が見られます。

　お酒による健康障害は、表にまとめましたように、急激な大量の飲酒による急性アルコール中毒や習慣的に量を過ごして飲むアルコール依存症、肝臓病、膵臓病、メタボリック・シンドローム、循環器病、うつ、自殺、認知症、がん、代謝系疾患などがあります。

アルコールによる健康障害

急性アルコール中毒

アルコール依存症

肝臓病（脂肪肝、アルコール性肝炎、肝硬変）

膵臓病（急性膵炎、慢性膵炎、糖尿病のリスク）

メタボリック・シンドローム

循環器病（少量は保護的、過量は危険）

うつ、自殺（依存症に合併する頻度が高い）

認知症（アルコール依存症や大量飲酒者は脳萎縮によるリスク。少量は発症抑制）

がん（口腔、咽頭、喉頭、食道、肝臓、大腸、女性の乳がんのリスク）

代謝系疾患（糖尿病、高脂質血症のリスク）

　一般に日本人はお酒に弱い民族とされています。最近は減りましたが、以前は駅や電車の中でも、悪酔いした人をよく見かけました。欧米ではこうした光景は

あまり見かけたことがありません。一般に日本人はアルコールの産物で、悪酔いを起こすアセトアルデヒドを分解する酵素の活性が低く、欧米人に比べて、アセトアルデヒドがたまりやすいことが指摘されています。こうしたアセトアルデヒド分解酵素の活性の低さが、悪酔いに影響しているようです。

　論語で有名な孔子もお酒が好きだったようで、「唯酒は量なく、乱に及ばず」と述べ、「お酒は体調に合わせて飲み、決して乱れることがないようにしなさい」としています。

　また、『養生訓』では飲む量だけでなく、飲み方にも言及しています。「酒は冷たくも、熱くもない適温がよい」としています。歌謡曲の「舟歌」にあるようにお酒はぬるめのかんがいいようです。

　日本人はお酒に弱い民族であることを自覚して、くれぐれも飲み過ぎには注意し、楽しく飲むことを心掛けたいものです。

【6】 お口の健康
1）口腔ケア
　（巻第5）「臥にのぞんで、熱茶に塩を加へ、口をすすぐべし。口中を清くし、牙歯を堅くす。下茶よし」
　（日本歯科医師会）「歯と口は健康元気の源」

口腔ケアと感染
　食養生は『養生訓』の中でも根幹を占める未病ケアですが、食養生に大切な部位はお腹と口腔内です。巻

第5には「夜、寝る前に塩茶で口をすすいで、口中をきれいにするように」と口腔ケアを述べています。

口腔内でも歯牙や歯茎のケアについては「ほしてかはける塩を用ひて、上下の牙歯と、はぐきをすりみがき、温湯をふくみ、口中をすゝぐ事二三十度（巻第5）」と乾燥した塩で毎朝、歯と歯茎を磨くことを挙げています。このほか、中国の医学書にあった、歯をカチカチ鳴らす「叩歯」という方法を勧めています。

こうした歯の養生のおかげでしょうか、益軒は83歳まで歯を1本も失っていなかったようです。

現代は歯科と口腔外科の先生方を中心に科学的な専門性の高い、口腔ケアの指導が行われています。具体的には、歯科検診、口腔清掃、そしゃく・摂食・嚥下のリハビリテーション、歯肉・頬部のマッサージ、口腔乾燥予防などです。

東京医科歯科大学の奥田ら[1, 2]はデイケアに通う高齢者に対して6カ月間にわたり、専門的な口腔ケアを行った場合と、行わなかった場合のインフルエンザ感染症の罹患数を比較しました。その結果、ケアを行った場合、98人中1人が発症したのに対して、行わなかった場合は92人中9人が発症したことを報告しました。口腔ケアによって、気道の感染症が予防できたわけです。

また、小児歯科でも、口腔ケアを定期的に行った子どもの口腔内 IgA 量はケアを随時、行った子どもに比べて、明らかに高くなることが示されています[3]。

このように、専門的な口腔ケアは口腔内の細菌数を

減らし、感染防御に働く IgA 量の増加をきたすことが明らかにされています。そのほか、誤嚥性肺炎による重症化予防や心疾患や認知症の予防[4]にも口腔ケアが有効であることが示されていますので、専門的な口腔ケアの機会を増やすことは大切な未病ケアです。

唾液の生体防御機構

そのほか、口腔ケアのポイントは唾液です。『養生訓』では口腔内に出る津液と表現されています。「口腔内に分泌される津液（唾液）は、身体にとって大切なものであるから、むやみには吐いたりしないようにしなさい　（巻第２）」として唾液を大切にするように述べています。

こうした唾液の大切さは近年の研究でも明らかにされています。唾液は通常、１日に約 1.5L 分泌されますが、成分の 99.5％が水分です。しかし、その中には、食物の消化を助ける消化酵素のアミラーゼや感染防御に役立つ IgA、ラクトフェリンやリゾチーム、骨の代謝に働くホルモンであるパロチン、さらには粘液のムチンなど多彩な生理活性物質が含まれています。

生体防御に働く主な物質は IgA ですが、涙液、鼻汁、消化液、皮脂、膣液、初乳や母乳などと同様、体の出入り口にある粘膜で、粘液中に分泌され、体に入る病原微生物や異物を水際で防いでいます。

このように、唾液は食べ物を食べやすくすることや口腔内環境だけでなく健康にとって、大切な役割を多方面にわたって果たしています。

うがい

　口腔内へ入る病原菌やアレルギーの原因となる抗原を防ぐためには、手洗いとうがいが勧められます。『養生訓』では塩茶でのうがいを勧めています。

　お茶を用いたうがいについては浜松医科大学の野田ら[4]の研究があります。先生らは2006年の1〜2月に福岡にある145の保育園の協力を得て、1万9595人の園児（2〜6歳児）を対象に緑茶、食塩水、水道水でうがいをしてもらい、その後20日間で風邪などで37.5度以上の熱を出したかどうかを調査しました。その結果、うがいをしなかった子は1％が発熱、うがいをした子どもたちでは0.4％となり、効果は緑茶によるうがいが一番有効で、次いで食塩水、水道水の順になったと報告しています。先生たちは確かなメカニズムは分からないとしていますが、うがいの効果は確かにあるとしています。

　こうしたことから、『養生訓』で勧めている塩茶でうがいをすることは感染防御には有用な方法と思われます。

第3章

生活環境整備による
未病ケアの進化

──────── 養生訓　巻第5
（五感、二便、洗浴）

【1】居住環境の整備
1）居所と寝屋は、つねに邪気をふせぐべし

（巻第6）「居所、寝室は、つねに風寒暑湿の邪気を
ふせぐべし。（中略）居処も寝屋も、高くかはける所
よし」

（気象病）「気象病とは気象の変化にかかわって発症
したり、増悪したりする病気や症状のこと。急な寒気
による脳出血、低気圧のときの神経痛・リウマチ、季
節の変わり目での気管支ぜんそくやアトピー性皮膚炎
の増悪が知られている」

エアコンディショナー

『養生訓』の書かれた、江戸時代の気象変化への対
応は現代とは少し事情が異なります。当時はほとんど
が木造の日本家屋であり、部屋は障子や土壁で仕切ら
れ、空気の流通はかなり自由でした。これに対して、
現代は外気をほぼ完全に遮断できる気密性の高い建材
や工法が用いられています。さらに『養生訓』の時代
はエアコンディショナー（エアコン）もありませんで
したので、現代より数倍も外気の変化が生活や健康に
影響したものと思われます。

こうしたことから、居間や寝室など、長い時間を過
ごす空間は健康によい環境にする必要がありました。
従って、『養生訓』ではこれらの部屋の整備を述べて
います。

しかし、現代はエアコンの使用によって、このよう

な外気の変化による健康への影響は少なくなり、快適な居間や寝室での生活ができるようになりました。ただし、エアコンの利用には注意が必要です。間違った使い方は、かえって体調を崩す原因になります。冷房が過度になると、外気との温度差によって自律神経がその変化に対応できずに、ホメオスタシスが崩れます。冷房病です。夏は、室内と外気の温度差は5度くらいにすることがよいとされています。また、冬は暖房によって体を温めますが、この場合も暖かい部屋から、急に冷たい外気に当たる時は、一呼吸おくことが大切です。心臓血管系および呼吸器系の基礎疾患がある人は特に注意が必要です。

　また、冷房も暖房も、長時間締め切ったままの部屋での使用は控え、部屋の換気をこまめに行うことも健康管理には必要です。　このように、エアコンの使い方は湿度と温度の管理と換気に気を遣うことがポイントになります。

気象病

　いずれにしても、現代では外気の変化が直接、健康に影響を与えることはエアコンの普及や建築技術の進歩などによって、ずいぶん減りました。しかし、現代も外気に影響されて体調を崩すことがあります。気象病と呼ばれる、新しいカテゴリーの病気です。

　気象病は気象の変化で症状が出たり、悪化したりする病気で、花粉症のような、季節の変動に伴って発症する季節病とは異なります。

代表的な病気は片頭痛やリウマチ性関節炎、気管支ぜんそくなどが挙げられ、低気圧が近づくと悪化することがよく知られています。そのほか、天気痛といわれる神経痛や心筋梗塞、脳出血、胆石症なども気象との関係が指摘されています。関節リウマチや気管支ぜんそくなどの免疫疾患が含まれますので、免疫との関連を調査しましたが、はっきりした結論は得られませんでした。気象変化は短時間ですが、免疫学的な変化は時間がかかりますので、おそらくは免疫への影響は捉えにくくなっているものと思われます。

　現時点では、耳の中にある気圧のセンサーや脳への刺激の伝達経路の異常が気象病の原因として疑われています。しかし、まだ詳細は分かっていません。

2）風

　（巻第1）「古語に、風を防ぐ事、箭を防ぐが如くす、といへり。四気の風寒、尤おそるべし。久しく風寒にあたるべからず。凡是外敵をふせぐ兵法なり」

　（宮沢賢治）[1]「雨ニモマケズ　風ニモマケズ　雪ニモ夏ノ暑サニモマケヌ　丈夫ナカラダヲモチ　慾ハナク　決シテ瞋ラズ　イツモシヅカニワラッテキル」

風は油断できない

　気象の中では、最も身近で、健康に影響するものは風です。東洋医学では、古くから風は身を損なうものとして扱われてきました。風邪、中風、破傷風、風疹など「風」のつく病名が多いことからもうなずけます。

しかも、現代は、風によって運ばれて、健康を損ねる物質が増えています。

　風によって運ばれるものには国境がありません。大気は地球全体を覆っているので発生した有害物質は、所かまわず拡散して近隣諸国にまで迷惑をかけることになります。風が運ぶ有害物質は一酸化炭素（CO）、硫黄酸化物（SOx）、窒素酸化物（NOx）などの気体、PM2.5に代表される微粒子や結核などの病原微生物などが挙げられます。

風によって運ばれる有害物質

気体	一酸化炭素（CO）、硫黄酸化物（SOx）、窒素酸化物（NOx）、光化学オキシダント（Ox）などの有毒化合物、農薬、サリン、ホルマリンなど
微粒子	ディーゼル排気ガス中の微粒子（DEP）、粒子状物質（PM）、浮遊粒子状物質（SPM）、微小粒子状物（PM2.5など）、アレルゲンなど
病原微生物	空気感染性微生物（結核、水痘、麻疹など）、飛沫感染性微生物（インフルエンザ、コロナウイルス、風邪など）

　有害な気体のうち硫黄酸化物、窒素酸化物、光化学オキシダントなどは、1960年代に大きな公害問題となり、それを契機に厳しい環境基準が定められました。そのため、四日市や東大阪などでの大気汚染は深刻であったころに比べれば、現在は健康被害がずいぶん減りました。

　しかし、現代は硫黄や窒素化合物に代わって、ディーゼル排気ガス中の微粒子（DEP）や黄砂、花粉やあ

る種のウイルスなどの微粒子が健康に重大な影響を及ぼしていることが問題となっています。これらの微粒子はマスクだけでは十分には防ぎきれません。現時点では不要な外出を控え、室内で過ごすこと以外、有効な対策法はないとされています。

　筆者らも環境省からの依頼を受けて、微粒子の一つであるDEPの気道アレルギーへの影響を調べました。その結果、DEPはアレルギーの原因となる免疫反応をよりアレルギーを起こしやすくする方向に傾けることとアレルギーの現場となる皮膚や気道粘膜をより敏感にして症状を重くする性質があることを見出しました。

　研究の途中で、共同研究をしていた先生がディーゼルの排気ガスの影響で、重症のアレルギーに罹患し、重い気管支ぜんそく様の発作を起こされたと聞いたことがあり、DEPの恐ろしさを改めて思い知らされました。

　今後はディーゼルだけではなく、ナノ粒子などが空中に浮遊する可能性があり、ますます、空気中の微粒子には注意が必要です。

マスク
　風によって運ばれる物質の日常的な防御手段として用いられるのはマスクです。新型コロナ感染症（COVID-19）の感染症対策ではマスクが大きな力を発揮しました。現在、市販されているマスクの種類は多く、材質や形状についてはいろいろなものがありま

す。マスクの規格については最近まで一定したものがありませんでしたが、2021年6月に経済産業省は、今回の新型コロナの影響を受けて、マスクの日本産業規格（JIS）を発表しました。規格では「規定された試験方法により試験を行い、捕集機能、圧力損失、安全・衛生項目等の性能要件を満たしていれば、マスクとして認め、材質、形状は限定していない」としています。

　こうしたマスクの性能について、少し古いデータですが、2009年に国民生活センター（独立行政法人）が市販のマスクを検査した報告書[2]があります。タイトルは「ウイルス対策をうたったマスク―表示はどこまであてになるのか」です。対象は「ウイルス対策」を表示した15銘柄のN95マスクです。結果の詳細はその報告を見ていただきたいと思いますが、その中に貴重なアドバイスがありましたので以下にまとめました。①ウイルス対策をうたっているマスクでも、フィルターの捕集効率には差がある。また、実際に着用した場合、顔とマスクの間には隙間ができることから、マスクをすることによってインフルエンザなどを完全に予防することはできない。こうしたことから、マスクを過信しない ②できるだけマスクと顔の間に隙間なく着用できるよう自分の顔のサイズや形にあったものを選ぶ ③表示されている捕集効果は、捕集対象などが必ずしも同じではないので、数値を見ても商品の性能を比較する目安にはならない―と報告しています。

　一部のメーカーからは反論も出ていますが、マスク

選びの参考になると思います。

　また、現在、問題となっているコロナウイルス（SARS-CoV-2）のマスクによる捕集効果についてはUeki ら[3]の最新の研究があります。

　報告によると、健常者がコットンマスクを着用した場合は 17 ～ 37％、サージカルマスクの場合は 47 ～ 57％、N95 マスクでは 57 ～ 86％、ウイルスの吸入を防ぐことができ、感染者の場合はコットンマスクでは 57 ～ 76％、サージカルマスクでは 58 ～ 73％、N95 マスクでは 95 ～ 96％、ウイルスの飛散を防ぐことができるとしています。

　こうしたことから、マスクの有用性は明らかです。自分の顔に最もフィットするもので、捕集効果の高いものを選ぶことがポイントになります。

3）湿度と乾燥

　（巻第6）「風寒暑は人の身をやぶる事、はげしくて早し。湿は人の身をやぶる事おそくして深し。故に風寒暑は人おそれやすし。湿気は人おそれず。人にあたる事ふかし。故に久しくしていえず。湿ある所を、早く遠ざかるべし」

　（アメリカ暖房冷凍空調学会）「適切な湿度の範囲を維持することが人間の健康にとって有益であるという確かな科学的エビデンスがある。特に不特定多数の人が使用する公共建物においては、今こそこのエビデンスに従って室内空気質基準は相対湿度 40 ～ 60％ RH を明記するべきである。この数値範囲は、私たちの呼

吸器免疫系にとって最適な値であり、季節性呼吸器疾患の感染拡大とそれによる社会に与える影響を低減する」

湿度と感染防御

　『養生訓』では湿度の管理について再三、注意しています。「湿気はゆっくりと体を害し、なかなか気が付きにくいので、もし病気になっても治りにくい。なるべく湿気の多い所は避ける方がよい」としています（巻第6）。

　湿気は漢方医学では「湿邪」と呼ばれ、身体にむくみを招くとされています。

　現代では、エアコンによって屋内の湿度をある程度、コントロールできるようになりましたが、自分にとっての適切な基準には、あまり気を遣ってはいません。一般に、室内の湿度は夏は50〜60％、冬は40〜50％が目安とされています。しかし、地方によって基準が若干異なりますし、自分自身の体調によっても最適な湿度は変わります。湿度の変動が激しい日本では、健康維持のために、湿度の管理にもう少し関心を持つ必要があります。

　湿度の健康への影響については、これまで二つの点が注目されています。一つは湿気による患者の体調への影響であり、もう一つは病気の原因となる空気中に飛散するウイルスや抗原の飛散への影響です。

　湿度の高い梅雨時には、リウマチ、水虫、神経痛、アトピー性皮膚炎などの患者さんの体調が悪化するこ

とがあります。逆に、空気が乾燥した時はインフルエンザ感染、アレルギー性鼻炎、ドライスキンやドライアイへの影響が知られています。

　オランダのペットベルグら[4]は1985年から2003年までに発表された気候変動とリウマチ性関節炎発症に関する論文をまとめて、リウマチ性関節炎は寒さと湿度に相関して悪化することと、温かさと乾燥は関節炎にはよい結果をもたらすことを発表しました。リウマチや神経痛は前述しましたように、気圧に影響されますが、加えて湿度と寒さの管理も重要なようです。

　また、インフルエンザや花粉症など、原因物質が空中を飛散する病気では湿度が大きく影響します。乾燥しているとウイルスや花粉は、空中を飛びやすく、大流行を招きます。逆に、雨の日が続くと、インフルエンザや花粉症は鎮静化します。

　特に、湿度とウイルスの飛散については、イギリスのハーパー[5]による研究が現代でも、最も信頼されています。彼らのデータでは温度20度で、湿度40%の時、6時間後のインフルエンザウイルスの生存率は約半分に、湿度が、50〜60%ではほぼ90%死滅するというものです。湿度がウイルスの生存率に影響することが示されました。

　また、日本でも老人介護施設の冬期の館内湿度の管理について、呼吸器の感染リスクを減らすためには、湿度の管理を厳格にすることが提言されています[6]。ウイルスの種類によっても、多少異なりますが、多くの場合この傾向は変わりません。

今回のSARS-CoV-2による感染と湿度の影響については、明らかな報告はありませんが、現在、厚生労働省では寒冷時には室温18度以上、湿度40〜60%を維持することがウイルス感染の防御には大切であると指針を出しています。

　日本はもともと湿度の高い気候ですが、冬や、春先あるいは秋口は乾燥した空気による呼吸器や皮膚への影響は大きいものがあります。

　また、こうした季節ではエアコンによるドライアイやドライスキンが悪化するケースが多数見受けられます。これらには直接的な保湿が有効な予防法となりますので、加湿器や点眼薬、保湿クリームをうまく使うことが大切です。

　また、加湿の目的で保湿器や加湿器を使う場合、使用される水を常に新しいものにするよう心掛けることと、保湿器自体を清潔にしておくことが大事です。これを怠ると、雑菌を含んだ湿気が室内に放出されて危険なことがあります。加えて加湿によって結露が起きると、建物が傷むだけでなく、カビを発生させたりして、健康にも悪い影響が出ます。アスペルギルスなどのカビが発生して、場合によってはアスペルギルス症と呼ばれる重篤な肺のアレルギー疾患にかかったりすることがあります。このようなことを防ぐためにはエアコンや空気清浄機のフィルターの掃除を十分行うことと、部屋には温度計と同時に湿度計を常備して湿度の管理に注意を払うことが大切です。

４）寒さと暑さ

（巻第５）「居室は風寒をふせぎ、身をおくに安からしむべし」

（巻第６）「四時の内、夏月、尤(もっとも)保養すべし。霍乱(かくらん)、中暑、傷食(しょうしょく)、泄瀉(せつしゃ)、瘧痢(ぎゃくり)の病、おこりやすし」

（長野県住まいづくり推進協議会・省エネ住宅施工技術育成支援）「省エネルギー住宅とは冬は暖房エネルギーを逃がさず、夏は日射熱の影響を受けにくく冷房エネルギーをムダにしない、『冬暖かく、夏涼しい』が実感できる快適な住宅のことをいう」

寒さ

『養生訓』では風寒暑湿を外邪として、その健康障害について繰り返し述べています。

日本は春夏秋冬の四季を感じる、情緒豊かな国です。この四季の変化が日本独自の文化や生活様式を生み出してきました。しかし、昨今は異常気象のせいで、温暖な季節の変化を楽しむ余裕のないまま、極端な暑さや寒さの日が多くなってきたと感じています。

春と秋が短くなったため、体調管理が難しくなったという声もよく耳にします。これまでの研究では人間は暑さには強く、寒さに弱い生物とされてきました。『養生訓』の時代には十分な暖房器具がなく、寒さに対しては、こたつや火鉢などの局所暖房が中心でしたので、寒さは大敵だったのでしょう。しかし、現代は多種多様な暖房器具や手段が発達して、寒さへの対策

は十分にできるようになりました。

　筆者は 40 年ほど前ですが、カナダ・マニトバ州の
ウイニペッグで約 1 年半を過ごしたことがあります。
ウイニペッグは冬季、マイナス 40 度の日が何週間も
続く極寒の街です。寒さが厳しくなると、関節液が凍
るといわれ、冬季には徒歩での外出はほとんどできま
せんでした。車も駐車中はエンジンルームを温めるた
めに、各駐車スペースに、専用のプラグが設置されて
不凍液を温めるといった状態でした。このような都市
でしたので、寒さの恐ろしさもたびたび味わいました
が、寒さへの対応も知ることができました。窓は全て
二重になっていて、生活空間は全館暖房が完備してい
ました。日本で寒さを感じる時間より、ウイニペッグ
で寒さを感じる時間の方が短かったと思います。寒さ
を感じることは命に関わるからです。

　ウイニペッグのような極端な、気象条件のところで
なくても、外気の暑さや寒さは命に関わることがあり
ます。『養生訓』では寒さと湿気によって、多くの兵
士が命を落とした秀吉の朝鮮出兵を例に、寒さの怖さ
を述べています。同様に、暖房設備の整っている現代
でも、寒さは循環器や呼吸器の病気には大敵です。

　人は恒温動物なので、外気の温度変化があっても体
温を一定に保ちます。暑くなれば、顔や手が赤くなっ
て、汗をかいて体を冷やします。逆に寒くなれば皮膚
の血管が縮んで、熱を逃がさないようにして、筋肉を
震わせて熱を作り、体温を一定に保ちます。

　一般に体温は、外殻温度と核心温度に分けられます

が、外殻温度は体の表層の温度であり、外気からも影響を受けて変化します。これに対して、体の深部、頭の中や胸あるいはお腹の中の核心温度は体温調整機構によっていつも一定に保たれています。とても寒い日に耳の先は冷たいのに、体の中は冷たくならないのは核心体温が常に一定に保たれているからです。

　しかし、外気の温度変化は免疫力に影響します。これについては多くの研究報告があります。一般に外気が適度に高い方が免疫活性は上がるとされています。

　北海道大学の森谷[7]は水温が 29 〜 30 度と 33 〜 34 度のプールでの水中運動後に NK 細胞の活性を測ったところ、29 〜 30 度では変化が見られなかったが、33 〜 34 度では明らかに NK 活性が上昇したことを報告しています。

　また、体温の上昇によってマクロファージなどの免疫細胞が活発になることも分かってきました[8, 9]。平熱の時に無理をして体温を上げる必要はありませんが、体を冷やさないで、少し温める方が免疫を活性化するにはよいようです。冬の寒い時期はマフラーや防寒具を使用して、体が冷えないようにし、普段はお風呂でゆっくり体を温め、食事も体が温まるようなものを好んで食べることは免疫力を上げるのには有効なようです。

暑さ

　『養生訓』には「夏月（６月から９月）は 最も保養を要する季節である。日射病や暑気あたりによる熱中

症、胃腸病になりやすい」として、夏の暑さに対する体調への配慮を重視しています。

　暑さに対して、現代社会ではしっかりとした対策がとられ、冷房機器は高性能のものが普及して、厳しい暑さはしのぎやすくなっています。しかし、昨今の夏の暑さは異常で、熱中症など、暑さによる病気が年々増加しています。

　消防庁の発表によると、令和2年度の全国における熱中症による救急搬送人員数は6万4869人であり、依然、高い水準にあります。

　熱中症の要因は気象条件と患者さんの体調によるとされています。気温と湿度が高く、風が弱い、日差しや照り返しが強い気象条件下では、体温が上がり、体内の水分や塩分のバランスが崩れ、体温の調節機能が不調になります。特に、高齢者は体温調節の機能が大きく落ちていますので、暑くても発汗ができず、体温が下がらないために、うつ熱となって体内に熱が滞り、熱中症になります。こまめに水分を補給することで、体内の水分不足を補って、発汗を促し、うつ熱を避けることが肝要です。熱中症になると、めまい、けいれん、頭痛などのさまざまな症状が見られ、重篤な場合は死に至ることもあるので注意が必要です。

　現代の日本は以前の典型的な温帯性気候と違って、亜熱帯気候と思われるような気候へと変化し、夏月が長くなったような気がします。特に2010年以降、平均気温が平年を上回る日が続き、熱中症の患者も増えています。湿度も大きな因子ですが、やはり、高い気

温が一番大きな原因です。

　まず、体内に暑さをためないことと、水分の補給が
保養の第一歩と言えます。

【2】 良質の睡眠
1）良質の睡眠は健康の切り札

　（巻第2）「飲食は身を養ひ、ねぶり臥は気を養なふ。
しかれども飲食節に過れば、脾胃をそこなふ。ねぶり
臥す事時ならざれば、元気をそこなふ」

　（巻第2）「昼は必臥すべからず。大に元気をそこ
なふ。もし大につかれたらば、うしろによりかゝりて
ねぶるべし。もし臥さば、かたはらに人をおきて、少
ねぶるべし。久しくねぶらば、人によびさまさしむべ
し」

　（良質の睡眠5カ条）「①朝起きたら日光に当たる
②就寝時間より、起床時間を一定にして、早起きに慣
れる　③体内時計のリズムを保つために規則正しい食
事、軽い運動を心掛けて、規則正しい睡眠を導く　④
就寝前2時間以内の食事、飲み物に注意し、入浴など
による体温管理に注意する　⑤就寝前には部屋の照明
やパソコン、テレビゲームなどの光を管理する」

睡眠時間

　『養生訓』には睡眠について多くのことが述べられ
ています。巻第2には「飲食は身体を養い、睡眠は気
を養う。しかし、いずれも過ぎれば健康にはよくない」
として、睡眠が元気の元になるものとしています。取

り過ぎると、かえって元気が滞って、健康を損ねると
しています。

　また、「昼寝はしない方がよい。もし、疲れて眠り
たければ後ろに寄りかかって眠る方がよい。横になっ
て眠る時は誰かに起こしてもらいなさい（巻第2）」
としています。

　睡眠が健康にとって、大切なことは、いまさら言う
までもありません。誰しもぐっすりと眠った後は、体
もすっきりとして健康的な気分になります。逆に、眠
れない夜の後は何となく元気も出ないし体がだるく、
1日中不調です。

　睡眠時間については個人差があるものの、一般的に
は6〜8時間が最適であるとされています。名古屋大
学の Tamakoshi ら[1] は、北海道から九州まで全国45
地区で 1988 年から 99 年まで、年齢40〜79歳の10
万 4010 人（男性4万 3852 人、女性6万 158 人）の睡
眠時間と死亡リスクについての関係を分析しました。
平日の睡眠時間を1時間ごとに区切り、年齢調整をし
た上で死亡リスクを比べると、男女とも7時間睡眠の
人が最も死亡率が低くなりました。睡眠時間が7時間
より長くても、短くても死亡リスクは少しずつ高く
なって、7時間の人に比べ、4時間以下では男性で 1.62
倍、女性で 1.60 倍も死亡率が高く、10 時間以上では、
男性で 1.73 倍、女性で 1.92 倍高いというデータが出
ています。「睡眠時間は、一概に生活習慣と言いきれ
ないところがあり、自分で決めているだけではなく、
仕事や家庭などの社会環境やストレス、病気などの影

響も受けている」と睡眠研究の専門家は言っていますので、あくまでも目安として捉えた方がよいようです。確かに、1日10時間睡眠が常であったアインシュタインも2時間睡眠としていたレオナルド・ダビンチも高齢まで元気で、現役として活躍していました。従って、一概に睡眠時間だけで健康や寿命が決まるわけでありません。しかし、厚生労働省の「健康づくりのための睡眠指針2014」では睡眠時間は個人差があるものの、6～8時間が適切な時間として推奨していますので、平均として7時間前後の良質な睡眠が勧められます。

良質の睡眠こそ免疫力アップの秘訣

また、睡眠は免疫力に影響する大きなファクターです。睡眠時間の免疫への影響については多くの研究があります。ほとんどの研究は睡眠不足が免疫力を低下させる点に着目した内容です。

カリフォルニア大学のイルビンら[2]は42人の健常人を、夜10時から明け方3時までの5時間の睡眠に限定して、睡眠不足にすると、NK活性をはじめ、細胞性免疫などの免疫活性が落ちることを観察しています。また、同大学のプラザーら[3]は睡眠不足になるとウイルスによる風邪の感染リスクが3倍も高くなることを示しています。同様に、イギリスのベンツら[4]がイギリスの陸軍学校の22～23歳の651人の学生を対象に行った調査では、6時間以下の睡眠の学生は、風邪ウイルスによる上気道の感染リスクがやはり3倍

近くに高まることを報告しています。

　このように睡眠不足は感染に対する抵抗力（免疫力）を低下させることは明らかです。

体内時計、睡眠ホルモン

　私たちは夜になると眠くなり、朝になると目覚めて活動することを毎日繰り返しています。意識しなくても、日中は身体と心が活動状態になり、夜になると休息状態に切り替わります。こうして人は夜になると自然に眠りに導かれます。

　これは睡眠と覚醒が一定の周期で繰り返し起きる生体リズムがあるからです。こうした、1日の生体リズムのことを概日リズム（サーカディアンリズム）と呼んでいます。この生体リズムは体内にある体内時計によって調節されていることが分かってきました。

　体内時計は両眼から脳の奥に伸びた2本の視神経の束が交差する点の上部にある「視上核（視床下部）」にあります。ここが親時計で、胃腸、肝臓、腎臓、筋肉などのあらゆる臓器に子時計が存在します。これらの子時計は親時計の指示に従って、動いています。その結果、睡眠・覚醒のリズム以外にも神経系や、内分泌、および免疫系などにも作用して、血糖値や心拍数、血圧、体温、ホルモン分泌などの1日のリズムを作っています。

　しかし、時刻の変化を気にしないで自由に生活すると、例えば睡眠の場合、寝入る時刻と、目覚める時刻は1日ごとに約1時間近く、遅れていくことが観察さ

れました。人の体内時計の周期は約25時間だったのです。ところが地球の自転の1日の周期は24時間であり、体内時計とは約1時間のずれが生じます。こうしたずれは人がいろいろな生活環境の中で、刺激を受けることによって、修正され、その結果24時間周期の環境変化に従って生活できるようになります。

　こうしたずれを修正する刺激のことを同調因子といい、最も強い同調因子は朝日の光であることが分かっています。

　従って、朝起きて、太陽の光を浴び、朝食を取り、仕事や学校に行くことによって、体内時計の周期が地球の自転の周期、すなわち24時間周期に修正されると考えられます。

　このような体内時計の性質が明らかになるにつれて、睡眠と覚醒リズムのメカニズムや不眠症の病態が解明されました。その結果、睡眠には脳の中にある松果体から分泌されるメラトニンというホルモンが体内時計の影響を受けて睡眠を誘発していることが、分かりました。

　メラトニンはアメリカ・イェール大学でのラーナーら[5] が行っていた皮膚を白くするメラニン色素の研究から発見されました。皮膚の色を白くする効果を検証するために集まったボランティアの人たちがメラトニンの注射を受けると、みんな、眠くなったことからこのホルモンが発見されました。その後の研究でメラトニンは1日周期で分泌され、昼には分泌が少なく、夜になると増え、睡眠を導くことが分かりました。ま

た、朝日を浴びるとメラトニンの分泌が止まり、体が目覚め、その後14〜16時間後に再びメラトニンが分泌され、睡眠が誘導されて、睡眠の1日周期が形成されることも明らかにされました。

そのほか、疲れによってメラトニンが分泌されて眠気を招くことや、長く眠らずに脳を使い、脳が疲れてくると脳の機能や活動を一定に保つためメラトニンが分泌されることも分かってきました。脳の疲労は脳から出るメラトニンの働きによって調整されています。

また、メラトニンは最近の研究から、サプリメントとして使うと、新型コロナ感染症の重症化を防ぐことが報告[6]されています。トランプ前アメリカ大統領もメラトニンを使用していたことが報道され、こうした面からも話題となっています。

良質の睡眠

このように1日の睡眠・覚醒にはサーカディアンリズム（概日リズム）がありますが、このほかに睡眠中はウルトラディアンリズムが約90分周期で起き、レム睡眠とノンレム睡眠を繰り返し、睡眠のリズムが形成されています。レム睡眠は比較的浅い眠りで、体は眠っているのに、脳は活動的で眼球がキョロキョロ動いたりしています。眼がキョロキョロ早く動くので、英語の rapid eye movement を略してレム（REM）の名前がつきました。この状態は脳が活発に働いているため、夢を見たり、物音で起きやすくなったりする状態です。

レム睡眠に対してノンレム睡眠はぐっすりと深く眠り、この間にストレスが解消されたり、ホルモンの分泌が盛んになったりします。

　不眠症の治療に使われるベンゾジアゼピン系の入眠薬はこのウルトラディアンリズムを崩さず、自然睡眠に近いリズムを保つことから、目覚めがよいとされています。

　いずれにしても、『養生訓』ではあまり早過ぎず、あまり遅過ぎない適切な時間に就寝し、朝日とともに起床して、さらには寝過ぎないように気を配ることを勧めています。このことは体内時計やメラトニンのリズムに沿った睡眠法であると言えます。

　しかし、現代は睡眠の不調を訴える人が多くいます。そこで、良質の睡眠を得る方法を文献から検索しました。結論としては、睡眠の時間や質については個人差が大きく、決定的な結論ではありませんが、一般論としてこの項の初めに挙げました5つの項目になると思います。

　第1には朝起きたら、できるだけ早く日光に当たって体内時計のずれを是正します。生体リズムの乱れは万病の元なので、できるだけ朝日に当たって1日のリズムを作ることが大切です。第2には就寝時間より、起床時間を一定にして、早起きに慣れるとよいと思います。就寝時間が多少ずれても起床時間を一定にすることで、その日のリズムを作ることができます。また、第3には体内時計のリズムを保つために規則正しい食事、軽い運動を心掛けて、規則正しい睡眠を導く準備

をします。睡眠は多くの生活のファクターが影響しますので、まずは食事や運動など、できることから始めることが肝要です。第4には就寝前2時間以内の食事、飲み物に注意し、入浴などによる体温管理にも注意することが大切です。食事や飲み物によっては脳を興奮させる物質を含むものがありますので、コーヒーや濃いお茶などはできるだけ避けるようにするとよいようです。また、食事や入浴は体温を上昇させますが、産熱と放熱の仕組みで調節されて、夜は昼に比べて体温が下がりやすいので食事や入浴の時間に配慮が必要です。時間によっては、自然な体温調節が乱れ、良質な睡眠が取れないことがあるからです。

　最後に第5番目として就寝前の部屋の光を管理するとよいとされています。光は、可視光として7色の光が網膜に映りますが、どの色が、不眠に最も影響があるのかはまだはっきりとした結論が出ていません。白熱電球と青色波長成分を含む光源については議論がありますが、自分にとって最も入眠しやすい光の色と強さを調節することが良質の睡眠には不可欠なことです。

　このように良質の睡眠は健康獲得のための未病ケアには必須の要素ですが、睡眠は個人差が大きく、一概に基準を求めることができません。しかし、自分なりに良質の睡眠のために努力することは大切です。

昼寝の効用
　『このほか『養生訓』では昼寝についても述べてい

ます。巻第1に「夜ふけて臥しねぶるはよし、昼いぬるは尤害あり。（巻第1）」と昼寝はしない方がよいと言っています。これに対して、現代は少し異なった研究結果が報告されています。筑波大学臨床医学系、Asadaら[7]は昼寝は認知症の予防によいことを明らかにしました。調査対象はアメリカ精神医学会の診断基準に沿ってアルツハイマー病と診断された人401人とその配偶者などアルツハイマー病の症状のない人315人を対象に過去5～10年間の生活について調査しました。その結果、30分くらいの昼寝の習慣がある人はアルツハイマー病のリスクが5分の1に低下していることが分かりました。このように昼寝はアルツハイマー病の予防になることが示されました。

　このほか、カリフォルニア大学の心理学者メドニックら[8]は、『Take a nap! Change your Life.（『ちょっと寝』があなたの人生を変える！）』という本の中で、1日15～20分の昼寝がストレスを減らし、脳が活性化することを述べています。

　また、アメリカ航空宇宙局（NASA）やハーバード大学の研究[9-11]でも昼寝によって仕事の効率が上がり、心臓病のリスクが軽減することが明らかにされています。

　昼寝はこのように種々の効用がありますが、以前、ラテン系の国々で行われていたシエスタとは異なります。シエスタは昼寝といっても、かなり長時間の仮眠であり、長時間の昼寝はかえって、病気を招き、脳の機能にはよくない結果になるようです。

若いころは一度も起きなかったのに、年を重ねていくと夜中に何度も起きるようになり、回数も増えます。当然、睡眠時間は足りなくなり、昼間にテレビを見ながらうつらうつらします。体が睡眠を補おうとしているのです。こうしたことから、短時間の条件付きであれば、昼寝は健康によいと言えます。

【3】運動
1）運動 – うっすらと汗をかくくらいの運動 –
　（巻第1）「身体は日々少づつ労動すべし。久しく安坐すべからず。毎日飯後に、必ず庭圃の内数百足しづかに歩行すべし。雨中には室屋の内を、幾度も徐行すべし」
　（巻第2）「食後に毎度歩行する事、三百歩すべし。おりおり五六町歩行するは尤よし」
　（健康21・身体活動・運動・はじめに）「身体活動量が多い者や、運動をよく行っている者は、総死亡、虚血性心疾患、高血圧、糖尿病、肥満、骨粗鬆症、結腸がんなどの罹患率や死亡率が低いこと、また、身体活動や運動が、メンタルヘルスや生活の質の改善に効果をもたらすことが認められている。更に高齢者においても歩行など日常生活における身体活動が、寝たきりや死亡を減少させる効果のあることが示されている」

労動
　『養生訓』では運動のことを労動（労働ではない）

と表現して、「毎日運動をしなさい。ずっと座り続けていてはいけない。特に食後に毎度、三百歩くらい歩行するとよい。時々は五六町（約 500 ～ 600m）歩行することは、なおよい。（巻第２）」と食後の歩行運動を勧めています。食後の運動は、食物の消化だけではなく、気を巡らすことができるので健康獲得にはよいとしています。「人の心は、つねに静なるべし。身はつねに動かすべし（巻第５）」として、こまめな運動を推奨しています。

　食事、睡眠、運動の管理は健康獲得・維持の基本的な項目です。しかし、どのようなレベルを基準とするかは個人差があって、一概には決められません。運動の場合「適度な運動」と表記されています。このことは、個人個人で自分に合った基準で決めてくださいといった意味に取れます。

　また適度な運動の量と質は年齢によっても異なります。成長期にある学童や生徒では体力づくりの意味が強く、体力が充実しなければ気力は充実しないとの考えが基本にあります。

　文部科学省は「子供の体力向上について」の中で「体力は活動の源であり、健康の維持のほか、意欲や気力の充実に大きくかかわっており、人間の発達・成長を支える基本的な要素である」と述べ、学童には体力づくりを推奨しています。そして、体力を「運動するための体力」と「健康に生活するための体力」に分け、両者とも学童のみならず成人にも当てはめて考えることを勧めています。確かに、体力がなければ気力も生

まれませんので、まずは軽く体を動かして気を巡らせることが健康には大切なことと思います。

　厚生労働省は適度な運動について、「身体活動・運動」の項に歩行を中心とした身体活動を推奨しています。これについてはアメリカ・スタンフォード大学のパッフェンバーガーら[1,2]の生活習慣病を予防して、長寿になるためには1週間当たり約2000KcaL（1日当たり約300KcaL）以上の消費カロリーに相当する身体活動（歩行など）がよいとする報告が根拠となっています。具体的には1日、約1万歩（時速4Km、歩幅70cm、10分当たり700m＝約1000歩）の歩行です。

　こうしたことから、厚生労働省は、1日、約1万歩の歩行を推奨して今後10年の間に男女とも平均歩数を1日当たり、あと1000歩増やすことを目標に掲げました。それによって生活習慣病の発症を数％、減らすことができると試算しています。週2回以上、1回30分以上、1年以上の運動をしている人を運動習慣のある者とみなした場合、現在、運動習慣のある人は30％以下ですので、さらに10％増加をきたすような政策を実施していくとしています。

適度な運動は免疫力をアップする

　確かに運動は、食事や睡眠と並んで健康獲得、中でも免疫力を高めるためには大きな要素です。これまでの研究から、適度な運動はNK細胞とT細胞の数や機能の上昇、唾液中のIgA量を増加させることが分かっています。しかし、前述のように、激しいトレーニン

グの後のアスリートたちが、上気道感染症、特に風邪にかかりやすくなることなどから、過度の運動はかえって免疫力を下げることも知られています[3-7)]。

　また、前項で述べましたように、生活習慣病の予防には1日、約1万歩の歩行がカロリー計算から割り出されていますが、免疫力については多くの報告[8-11)]から、1日、約8000歩が勧められます。個人差がありますので、あくまで目安ですが、ニコニコ笑って、うっすらと汗をかくくらいの歩行を中心とした運動が、免疫力にとっては最適なようです。

　消費カロリーの計算からは1日、約1万歩の歩行が、免疫力については1日、約8000歩が勧められてますが、この点については自分の目的とその時の体調に応じて目標を設定すればよいのではないかと思います。

【4】 メンタルヘルスケア
1）心は人身の主君也

　（巻第1）「心は身の主也。しづかにして安からしむべし。身は心のやつこなり、うごかして労せしむべし。心やすくしづかなれば、天君ゆたかに、くるしみなくして楽しむ。身うごきて労すれば、飲食滞らず、血気めぐりて病なし」

　（巻第1）「養生の術は先（ず）心気を養ふべし。心を和にし、気を平らかにし、いかりと慾とをおさへ、うれひ、思ひ、をすくなくし、心をくるしめず、気をそこなはず。是心気を養ふ要道なり」

　（ジョセフ・マーフィー）[1)]「心と体は表裏一体です。

どちらかが悪ければ、もう一方も悪くなります。だから健康を考えるとき、肉体的健康、精神的健康の両方に配慮しなければなりません」

心の乱れは健康の乱れ－ストレス－

　『養生訓』では、心の持ち方が健康に影響することを繰り返し述べています。「心は体の主人である。心を落ち着け、安静にしていれば、体は楽であり、よく動き、食事もよく取れて、病気はしない（巻第1）」として、心の持ち方を重視しています。

　心の本体は現代科学でも、いまだよく分かりません。心理学的、哲学的あるいは医学・生理学的な立場で、それぞれ捉え方が違います。生理学的にみると、心は「知性、感情、意思（知、情、意）」から成り立つと考えられています。いずれも脳の仕事です。知性は大脳全体、感情は大脳辺縁系と視床下部、意思は大脳の前頭部分が中心となって働き、総合して、心となります。従って、心の動きは脳の働きによります。

　この心の働きに影響を与えるのは、外から脳に入る感覚情報です。感覚は目耳鼻口などの首から上にある情報器官と皮膚や内臓など全身に分布する情報受容器からの情報が脳に集められて、過去の経験や考えにそって「知情意」が働き、「心」がつくられます。

　『養生訓』では「心」は心気として、食気や血気とともに「気」の一つとして捉えられています。「気」と「心」の言葉の解釈はここでは本題ではありませんので、詳しくは議論しませんが、健康獲得のためのメ

ンタルヘルスケアとしてはストレス、怒りなどのネガティブな感情と幸福感、愛敬（あいきょう）、知足などのポジティブな感情について述べています。

　ストレスはもともと、物理学の用語で、外部から与えられた刺激によって生じる、「ゆがみ」を指します。従って、健康における「ストレス」は体の外から与えられた刺激に対する心の「ゆがみ」のことになります。外から与えられた刺激は天候や騒音などの環境要因、病気や睡眠不足などの身体的要因、不安や悩みなど心理的な要因、そして人間関係がうまくいかない、仕事が忙しいなどの社会的要因があります。全て感覚器官を通して身体に入ります。いずれも健康に影響しますが、一番厄介なのは不安や悩みなどの心理的な要因と人間関係などの社会的要因です。

　『養生訓』では「心を穏やかにして、気持ちを静め、怒りと欲をおさえて、悲しい気持ちやこだわりを少なくし、悩まないで、元気にいることが健康には大切（巻第1）」としています。「怒りや欲、不安やこだわり、悩み」はいずれも心理的・社会的要因によるストレスです。従って、「心穏やかに気持ちを静める」ことはストレスを減らすことを意味します。ストレスを減らすにはまずは心気を鍛えることが、大切だと言っています。ストレスを感じた時はすでに未病が疑われます。身体に異変が起きない間に、ストレスを楽しみに切り替えるようなポジティブな考えに切り替えることが未病ケアになります。この心の切り替えが、『養生訓』でいわれる「心気を鍛えること」ではないでしょうか。

いずれにしても、慢性的なストレスは免疫力にとっては、最も避けたいものです。従って、多くの先人たちはストレスを減らすために、『養生訓』と同様にいろいろな工夫や考え方を提唱しています。しかし、先人の言うように心の修養をいくら積んでも、ストレスはなかなか、うまくコントロールできません。

　そんな時の解消法の一つとして、症状緩和のために抗不安薬を使うことがあります。こうした抗不安薬の薬理学研究にはいろいろな方法が用いられてきましたが、その中にストレスから解放される一つのヒントになることがあります。

　抗不安薬の研究では、現在はあまり使われませんが、以前は動物による条件反射の実験が行われました。光が当たると電流刺激が流れ、刺激が加わると、動物は安全な部屋へ逃げる装置がよく使われました。光が当たると同時に電流が流れるようなストレスを繰り返しますと、光刺激だけで、動物はその部屋から安全な部屋へ逃げるようになります。そうした時に抗不安薬を飲んでおくと、電流刺激があれば、動物は部屋から逃げ出しますが、光があっただけでは逃げなくなりました。こうした研究から、抗不安薬は見たり聞いたりして入ってくる外界の変化に対しては無関心になる作用があることが分かりました。もちろん、身体に直接加わる刺激には反応しますので、感覚が鈍っているのではありません。

　このような実験から、ストレスを減らすには、目や耳から入ってくる外からの情報のうち不必要なものに

は反応しない訓練をすることが大切という結論になりました。

『養生訓』でも、巻第5に「耳目口鼻形（体表）は五官であり、五官（感覚器）から入る感覚情報によって心を乱してはいけない。感覚器官は心の情報機関であって、情報収集には役立てるが、得られた情報に踊らされてはいけない」としています。

ストレスと免疫

前述のようにストレスは免疫力の最大の敵です。ストレスと免疫機能との関連については数多くの研究があります。ただし、近年の研究ではストレスを心身によいストレス（ユーストレス）と悪いストレス（ディストレス）に分けて研究が進められています。

ユーストレスは、心身に活力を生み出す適度なストレスであり、ジェットコースターに乗った時や初出勤あるいはある種の試験などがその例です。この場合はストレスが交感神経―副腎髄質系（神経系）や視床下部―副腎皮質系（内分泌系）を介するホメオスタシスによい影響を与え、免疫系にもよい効果があるとされています。自然免疫のうち樹状細胞や好中球、マクロファージの活性化、獲得免疫ではリンパ球の活性化、増殖能、遊走能およびサイトカイン産生能の増強が示されています。

ストレスと免疫反応

ユーストレス (よいストレス)	短期間	初出勤、ある種の試験、ジェットコースター、恐怖映画など	自然免疫、獲得免疫とも上昇
ディストレス (悪いストレス)	過剰・長期間	対人関係、仕事、身体的悩み、環境	自然免疫、獲得免疫とも下降。慢性炎症

　これに対して、過剰な心身に不調をきたす慢性的なストレス（ディストレス）は、自然免疫のNK細胞活性低下や食菌作用の低下、獲得免疫における種々の免疫細胞の活性を下げることが示され、感染症の悪化やがんの発症率を増すことが観察されています。

　このように、ユーストレスでは、免疫細胞が活性化して免疫の亢進が見られますが、ディストレスは明らかに免疫細胞のバランスを崩し、慢性炎症を引き起こして免疫力が低下します。

　こうしたことから物事の捉え方をプレッシャーにするか発奮材料にするかの切り替えが免疫の観点からは大切です。プレッシャーを発奮材料に変える短時間の処理法や関心事をほかにもっていくポ

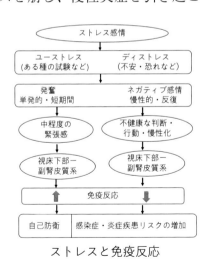

ストレスと免疫反応

ジティブな考え方を訓練して身に付けることが、悪い
ストレス回避には肝要なようです。感覚情報は全てを
うのみにするのではなく、得られた情報をよく吟味し
て、自分にとってよい方に考えることができるものが
あれば、ストレスにならないものもありますので、心
の切り替え（ポジティブシンキング）と、情報のよい
方への判断が、自然治癒力、特に免疫力の増強には必
要ではないかと考えられます。

２）怒りは敵と思え

　（巻第２）「七情は喜怒哀楽愛悪慾也。（中略）七情
の内、怒と慾との二、尤徳をやぶり、生をそこなふ。（中
略）人の心を乱し、元気をそこなふは忿なり。おさえ
て忍ぶべし」

　（アンガーマネジメント）「怒りの感情や行動に影響
を与えているその人の物事の捉え方や考え方をより柔
軟な方向に変えていくことで、自分の力で感情をコン
トロールし、適切な行動がとれるようになることを目
指す。そうすることで、よい人間関係を築き社会での
活躍の場を保つ」

アンガーマネジメント

　次は怒りです。『養生訓』では七情は喜怒哀楽愛悪
慾の七つの感情であり、これらは人格形成にとっても、
健康にとっても大切であり、あまり、激しくしないよ
うにと述べています（巻第１）。中でも怒りと欲は、
特に健康に悪く、未病を招きやすいので、注意するよ

うに強調しています（巻第２）。

　ただし、欲の中には意欲や向上心につながるものもありますので、あくまでも過剰にならないように心掛けなさいと諭しています。しかし、怒りに関しては、どの場合も強く戒めています。徳川家康の遺訓とされる「怒りは敵と思え」であり、このことは現代にも通じます。

　怒りは大脳の中にある扁桃体という場所で恐れや不安と一緒に感じます。何かの事故でこの部分が傷つくと、怒りも恐れも不安も同時に感じなくなることから、これらの感情は同じ場所で起きていると考えられています。

　また、ノルアドレナリンが怒りを刺激する物質であることも分かってきました。このため怒りを感じることが多いと、免疫力の低下を招くだけでなく心循環器系やホルモンバランスにも大きな影響があり、時には致命的な影響になるとされています。

　このように怒りは脳の働きですが、怒りは免疫力の低下を招きます。ポルトガル・リスボン大学のブリオッソら[2]は、54人の直腸がんの患者さんを、それぞれの性格が怒りやすいかどうか、また、怒りが表情に出やすいかどうかに分けて、NK細胞の数を比較しました。その結果、怒りやすい性格や表情に出しやすい人は、そうでない人に比べて、1.5倍もNK細胞の数が少ないことが分かりました。1.5倍ではそれほど違いがないように思われますが、細胞数としては数百万個の違いですので、大きな差があります。

さらに心理学的に、怒りは自分の思う通りにならないことが原因で生じるとされています。テニスプレイヤーのフェデラーは試合中にミスが続いたり、ジャッジに不満があったりすると、怒ってラケットをたたきつけるなど、感情的な行動がプレー中によく見られました。こうしたことから、フェデラー選手は、アメリカで普及しているアンガーマネジメントの講座を受けて、怒りを抑える心の訓練を行いました。その結果、最年長で全豪オープンやウィンブルドン大会で優勝することができました。

　現在、日本でもアンガーマネジメントの講座が開設されていますので、興味のある方は是非、受講をお勧めします。結論として、怒りは何もいい結果を導かない、特に免疫力については、「怒りは敵と思え！」です。

3）反省しても自責はするな

　（巻第2）「つねに心をよろこばしめて、みだりにいからず、悲をすくなくし、かへらざる事をくやまず、過あらば一たびはわが身をせめて二度悔ず、只天命をやすんじてうれへず、是心気をやしなふ道なり」

　（巻第2）「凡の事十分によからんことを求むれば、わが心のわづらひとなりて楽なし。禍も是よりおこる。又、人の我に十分によからん事を求めて、人のたらざるをいかりとがむれば、心のわづらひとなる。又、日用の飲食、衣服、器物、家居、草木の品々も、皆美をこのむべからず。いさゝかよければ事たりぬ」

　（アルベルト・アインシュタイン）[3]「どうして自分

を責めるのですか、他人がちゃんと必要な時に責めて
くれるから、いいじゃないですか」

（デール・カーネギー）[4]「やっかいごとを数え上げ
るな、恵まれているものを数えてみよう」

ポジティブシンキング

『養生訓』では「反省はしても自責はするな。終わっ
たことをくよくよしないで、再び過ちを繰り返さない
ことに集中しよう（巻第2）」と言っています。

完璧を求め、あるいは責任感を感じるあまり、自分
を責めることはよくあります。しかし、そうしたこと
はよくないと、述べています。

自責はストレスの大きな要因です。決して、いい加
減に物事を進めることがよいとは思いませんが、誰で
も誤った言動をすることはあります。反省をすること
はあっても、それ以上は自分を責めないようにするこ
とは健康獲得のポイントと言えます。

また、ポジティブシンキングの習性がある人は唾液
中のIgAの分泌量が多く、自然免疫力が強くて、上
気道感染症のリスクが低いことが分かっています。こ
うしたポジティブシンキングはストレスの対処法とし
て大切であるだけでなく、免疫力の低下を防止するに
も大切です。

ポジティブシンキングの効用について、少し古い研
究ですがニューヨーク大学のストーン[5]らは96人の
成人に12週間参加してもらい、その日の感情と口腔
内のIgAの分泌量を測りました。その日の感情はポ

ジティブな考えであったか、ネガティブであったかを自己申告としました。その結果、ポジティブな場合には明らかに IgA 量が増え、ネガティブでは減少したと報告しています。このほか、多くの研究でネガティブシンキングは免疫力を低下させ、ポジティブシンキングは免疫力を増強することが示されています [6-11]。

　アインシュタインは「どうして自分を責めるのですか、他人がちゃんと必要な時に責めてくれるから、いいじゃないですか」と自責の念は不要な感情と言っています。

　また、『養生訓』では「いつも百点満点ばかりを求めているとなかなか心は満たされない」（巻第2）と、完璧主義を避けて、知足の心を持つように諭しています。同じように現代ではカーネギーが『道は開ける』の中で、「やっかいごとを数え上げるな、恵まれているものを数えてみよう」と述べています。

　自責の念や完璧主義はしばしばネガティブ思考となり、うつ病や神経障害を引き起こします。こうしたネガティブ思考やうつ状態は未病を招きます。免疫細胞に悪い影響を与え、炎症を起こすサイトカインを放出しやすい状態になります。こうした自責の念が強く働き、うつ状態になると自己免疫性腸疾患を発症することや、脳に炎症が起きやすくなることが報告 [7, 8] されています。こうしたことから、"俺の人生こんなもの"と割り切って、泰然自若として生きることが勧められます。

　『養生訓』ではストレス、怒り、完全主義を求めな

いで、ポジティブシンキングを習慣化して、人生を肯定的に捉えて、楽しむことが健康にはよいことと述べています。

４）楽しもう
－ 愛敬と笑いは免疫力アップの万能薬 －

（巻第２）「心ゆたけくして物とあらそはず、理に随ひて行なへば、世にさはりなくして天地ひろし。かくのごとくなる人は命長し」

（アンネ・フランク）[12]「心から笑えば、薬十錠よりきっと効果がある」

作り笑いでも免疫力は上がる

ストレスにはいろいろな要因がありますが、最も大きなものは対人関係です。益軒は対人関係について『養生訓』で「心を豊かに、人と争わないで、理にかなった行動をしていれば、生きるのにさしさわりはない。こうした人は長命である」（巻第２）として、豊かな心を持ち、人と争わないことが大切としています。そのほか『養生訓』ではありませんが、『大和俗訓』の巻３に「人にまじは（交）るに、愛敬の二を心法とす。是肝要のことなり、誰もしらずんばあるべからず。愛とは、人をあはれむをいふ、にくまざるなり。敬とは、人をうやまふをいう、あなどらざるなり」と対人関係の心得を説いています。「愛敬」は益軒が『養生訓』以外の著書ではしばしば使っている言葉です。

愛敬の念をもって人と接することは、心を豊かにし

て相手を認め、納得した行動を取れば、渡る世間に鬼はないとしています。愛の意味は哀れみの心であり、敬は相手のよいところを認めることですので、そこを見ていくようにして、対人関係を築けば、ストレスは減ると思います。なかなかできませんが、いかがでしょうか。

さらに、ストレスや怒りを打ち消すポジティブな感情として笑いがあります。笑いは日常生活の中で最もありふれた愛敬の感情表現の一つです。「笑い」が未病ケアに役立ち、身体によい影響を及ぼすことは経験的によく知られています。

確かに、笑いは精神の安定を招くのみならず、免疫、神経、内分泌によるホメオスタシスのトライアングルに働き、身体の恒常性維持に重要な役割を果たします。「笑い」の効用を科学的に解明し、医学的に応用しようとする試みは日本でも盛んに行われています。

「笑う」という行為は顔面をはじめ多くの筋肉を使い、運動を伴い、循環系、呼吸器系や骨格筋にもよい影響を与えます。科学的な研究によっても「笑い」は免疫力（NK細胞活性）向上効果、鎮痛効果、脳血流量の増加、血糖値の上昇抑制作用やアトピー性皮膚炎の抑制などに効果があること[13-24]が明らかにされています。

笑いの医学的な効果の研究は世界的に数多く[25-34]なされていますが、笑いの効果を有名にしたのは、アメリカのゲズンハイト研究所のウイリアム・アダムスらの研究です。先生たちは笑いを小児がんなどの治療

に取り入れて、治療の方法として、活用しています。その実話が『パッチ・アダムス　トゥルーストーリー』というタイトルの映画になりましたので、ご存じの方も多いと思います。

　また、日本には「落語」や「漫才」など独特の笑いの文化があり、その影響が医学的に研究され、日本の研究者によって落語や漫才によるNK活性の上昇や脳血流量の改善効果などが報告されています。

　さらに、イギリス・オックスフォード大学社会文化人類学研究所のダンバーら[35]は、腹式呼吸などの体を使った笑いでは、体内麻薬物質のエンドルフィンが放出されて痛みの閾値(いきち)が10％上昇することを示しました。同様に、日本医大のリウマチ科の吉野ら[16,17]もテレビ番組の『笑点』でおなじみの林家木久翁（木久蔵）師匠と組んで、大学の講義室に高座を設けリウマチの患者さんに「落語」を聞いて楽しんでもらったところ、笑った後にはリウマチの痛みが軽くなったことを報告しています。

　こうした笑いは愛想笑いでも、作り笑いでも、自分で努力した笑いでも、同じように効果が得られるようです。笑いについての健康効果は筆者も別の稿で報告[36,37]しています。このように笑いは最も身近で、簡単にできる免疫力の増強法の一つですので、是非、活用をお勧めします。

「笑い」の健康効果について[25-34]

小児における不安（救急外来）、痛みの解消　　　Felluga（2016）

成人における手術、持病、がん、死などへの不安の解消

Spencer（2020）

うつ病の改善　　　　　　　　　　　　　Bressington（2019）

がん、筋肉、関節炎などの痛みの軽減

Matsuzaki（2006）、Dunber（2012）

心筋梗塞の予防　　　　　　　　　　　　　　　Tan（2007）

がんによる免疫力低下の改善　　　Yim（2016）、Sakai（2013）

アレルギー、リウマチなど免疫異常亢進の是正　　Kimata（2010）

高齢者における認知症、短期記憶、老人うつ病の予防

Heidari（2020）

睡眠障害の改善　　　　　　　　　　　　　　　　Ko（2011）

5）人生楽しんだもの勝ち
－幸福感は免疫力を増す－

　（巻第２）「心は楽しむべし、苦しむべからず」

　（巻第２）「ひとり家に居て、閑に日を送り、古書をよみ、古人の詩歌を吟じ、香をたき、古法帖を玩ひ、山水をのぞみ、月花をめで、草木を愛し、四時の好景を玩ひ、酒を微酔にのみ、園菜を煮るも、皆是心を楽ましめ、気を養ふ助なり。貧賤の人も此楽つねに得やすし。もしよく此楽をしれらば、富貴にして楽をしらざる人にまさるべし」

　（オードリー・ヘップバーン）[38]「何より大事なのは、人生を楽しむこと。幸せを感じること、それだけです」

幸福感

　笑いと同時にストレスを避け、免疫力を上げるための未病ケアとして幸福感を持つことが挙げられます。『養生訓』では「楽しい心を持ち、苦しめないように。静かに日を送り、古典や古い詩歌に親しみ、四季折々の自然を楽しみ、酒を少し飲み、好きな野菜などを食べて人生を楽しむことは、貧富の差なく幸福感が得られる（巻第２）」と言っています。また、女優のオードリー・ヘップバーンが「何より大事なのは、人生を楽しむこと。幸せを感じることです」と同様なことを言っています。

　こうした幸福感は免疫力を上げるのに大切なファクターであることが、最近のアメリカでの研究で示されました。ノースカロライナ大学のフレディクソンら[39)]は幸福感とウイルス感染に対する免疫機能を80人の男女を対象に調べました。この研究では幸福感を「自分の人生の意味や健康など」建設的な幸福感と「欲しいものが手に入った」とするような快楽的な幸福感に分けて調べています。免疫力の測定はウイルスに対する免疫反応に必要な遺伝子の量の変化で調べました。

　その結果、建設的な幸福感であっても快楽的な幸福感であっても同じように幸福感は得られましたが、建設的な幸福感は抗ウイルス作用に関連する免疫遺伝子の量を増やし、免疫力が上昇していることが分かりました。対照的に快楽的な場合は免疫力への影響は見られなかったと報告しています。こうしたことから幸福

感は、その質によって違いはありますが、免疫力の向上につながるようです。

　こうした結果から、健康な人は、健康を喜び、幸福感を感じますので、免疫力は上がり、その結果、さらに健康が得られることを示しています。「健康が幸福感を生み、幸福感が免疫力を挙げ、免疫力の増強はさらなる健康を生む」とする、健康のポジティブ・サイクルが形成されると思われます。無論、ここでの健康は病気や障害がないことではなく、初めに述べましたように「多少の病気や障害があっても、直面する社会的、精神的、身体的な問題を自分で解決でき、目標に向かって進むことができる状態」であればよいのです。このほか、イリノイ大学心理学部の名誉教授であるディナー[40]やイギリス・カレッジロンドン大学のステポア[41]は「生活を楽しみ、ストレスなどを排除しようと努力して感じる『主観的幸福感』が健康や長寿によい影響を与える」としています。

　そのほか、幸福感と健康の関係についてはハーバード大学の「成人発達研究」[42]と呼ばれる 1938 年から始まった約 80 年にも及ぶ有名な研究があります。第 35 代大統領のケネディが参加していたことでも知られた長期間にわたる貴重な研究です。

　初めはハーバード大学の男子学生 268 人からスタートしましたが、その後、研究の対象者が増え、2 年に 1 度のアンケート調査や 5 年ごとの面談を繰り返しました。責任者も 4 代目になりましたが、現在の責任教授のウオルデンガーは「幸福感の最も大切なものは友

人や家族との繋がりで、その関係は数ではなく、質であり、信頼できるよい関係を築くことが、健康の第一条件と考えられる。健康で楽しい老後のためには若い時からの質の高い人間関係を構築することが大切」と報告しています。

　このように人生を楽しみ、幸福感を持つような心の動きが、未病ケアには大切で、健康を導く要因であることが立証されています。

第 4 章

択医と用薬の進化

───── 養生訓　巻第6と巻第7
　　　　　　　（慎病、択医、用薬）

【1】 択医・用薬
1）良医を選ぶ

（巻第6）「保養の道は、みづから病を慎しむのみならず、又、医をよくゑらぶべし」

（巻第6）「文学ありて、医学にくはしく、医術に心をふかく用ひ、多く病になれて、其変をしれるは良医也」

（2011年版アメリカ医師会倫理綱領注釈；（Free Choice）「すべての個人は、医師を選択する権利を有する。自由選択の概念は個人が一般的に医師を選択することを保障するものであるが、同時に医師が個人を患者として受け入れることを断わることもできる」

良医

『養生訓』の巻第6は慎病と択医と題して、「保養の道は、自分で病気を防ぐことに注意を払うのみならず、よい医師を選ぶべきである（巻第6）」とあります。以前、親しい友人の医師から「医者を選ぶのも命のうち」と聞いたことがあります。病気がちであった友人ですが、医者が言うのですから間違いありません。医者の本音として聞いていました。

現代はAIやIoTあるいは医療ロボットなどの先端技術を駆使した医療が受けられます。現代の医師は、これらを駆使して一定水準以上の知識や技術を持っていることは確かですが、数年前、ある大学病院での腹腔内視鏡手術の連続した失敗例の報道があり、いくら

先端技術とはいえ、使うのはやはり人ですので、医者や医療を選ぶことは患者にとって大切なことです。

　また、『養生訓』では、「根底に学問があって、医学をよく勉強していて、多くの患者を診て、経験も深く、柔軟な対応がとれる医者は良医である（巻第6）」としています。これは良医としては当然の条件と思われますが、医学の根底は科学と経験にありますので自分が医学について十分な知識がなくても、その医者の医学に対する態度を見ればよく分かるとしています。

　さらに、巻第7では「人は誰でも病気にかかる。病気になると医者にかかって、病気を治そうとする。この時の医者は上中下の3種類に分けられる。上医は病気のことをよく知っていて、診断も確かで、薬のこともよく知っている。この三つの医学的知識を使って、多くの病気を治し、世の中に貢献している。その功績は世の中の宝であって、優れた宰相に次ぐものである」として上医を褒めています。これに対して「下医は病気のことも診断も薬もよく知らない。むやみに薬を用いて、誤診も多い。しかし、中医は病気も診断も薬についても上医には及ばないが、よく知っていて、薬の使い方も正しく、むやみには使わない（巻第7）」と述べています。

　現代はほとんどの医師が上医に属すると思いますが、これから、自分の健康を医師に相談する時の参考として「かかりつけ医」と「専門医制度」を知っておくとよいと思います。

　日本医師会によりますと「かかりつけ医」とは「な

んでも相談できる上、最新の医療情報を熟知して、必要な時には専門医、専門医療機関を紹介でき、身近で頼りになる地域医療、保健、福祉を担う総合的な能力を有する医師」と定義されています。

　通常、かかりつけ医は、内科、小児科、耳鼻咽喉科、皮膚科、整形外科、眼科など得意とする専門の領域を持ち、診療に当たっています。地域の教育機関での学校医や、職場での産業医として活動している医師もいます。また、在宅療養が必要な人には訪問診療を行い、医療と介護のいろいろな職種の医療人と連絡・連携しながら支援の必要な人への活動を行っています。特に、地域包括ケアシステムが進む現在の日本では、高齢の患者さんの健康に生涯携わっていく、大切な医師です。こうした「かかりつけ医」は多くの場合、住居に近い医院や病院の医師になることが多いと思います。患者の話をよく聞いて、日常の健康管理を指導してくれる医師です。

　また、これからの医療では「かかりつけ医」以外に、専門医についてもよく知っておく必要があります。日本専門医機構では、専門医の定義として、「専門の領域についてしっかりとした研修を受け、十分な知識と経験、患者から信頼される標準的な医療を提供できるとともに、先端的な医療を理解し、情報を提供できる医師」としています。

　筆者が所属している日本アレルギー学会でも、専門医制度があり、専門医になるにはかなりの研さんと経験が必要です。以前、日本の専門医は学会ごとに認定

の基準があいまいで、信頼性がないなどの批判があり
ましたが、現在はアメリカの認定医制度の影響を受
け、「日本専門医機構」が専門医の質を担保していま
す。こうしたことから、専門医は根底に学問があって、
ある病気についてよく勉強していて、その病気の患者
さんを数多く診て、経験も豊富であり、柔軟な対応が
とれるので良医の基準は十分に満たしていると思いま
す。

　しかし、日常の健康管理や体調の管理は、一つのこ
とに長けた専門医ではなく、日常から、その患者さん
の身体全般を詳しく、ケアをする、かかりつけ医が行
います。従って、病気にかかった時に個別化医療を受
けようとすると、専門医とかかりつけ医の両方の医師
が必要になります。

　いずれにしても、『養生訓』のころと比べると、医
師の専門性、技術、医療機器はめざましく進歩してい
ます。従って、良医を求めることは、よいことですが、
根底には現代の医療を信じて、日常管理はかかりつけ
医、特殊な病気の治療は専門医を信頼して、治療を行
うことが大切です。

2）薬の適正使用

　（巻第7）「薬は皆、偏性ある物なれば、其病に応ぜ
ざれば、必毒となる。此故に、一切の病に、みだり
に薬を服すべからず。病の災より薬の災多し。薬を不
レ用して、養生を慎みてよくせば、薬の害なくして癒
やすかるべし」

（日本薬学会・薬学用語解説・適正使用）「医薬品は
その使い方によって、期待する効果（主作用）だけで
はなくそれ以外の作用（副作用）が現れることがあ
る。期待される主作用を最大化し、それ以外の副作用
を最小化するためには適正使用の確実な遂行が非常に
重要となる。そのため、製薬企業は信頼性の高い医薬
品情報を提供することが義務づけられる。また、医療
機関において、これらの医薬品情報が効果的に活用さ
れることによって適正使用が推進されることが期待さ
れる。さらに、適正使用の徹底には、患者および医療
関係者（医師・歯科医師・薬剤師）の良好な協力も必
要である」

クスリはリスク

　『養生訓』では、「人は理由もなく薬を用いてはなら
ない。（巻第７）」とか、「薬には独特の性質があるので、
その薬が病気に合わなければ、必ず毒になる。みだり
に薬を用いてはいけない（巻第７）」として薬の不適
切な使用をいさめています。

　薬は確かにリスクが高いものです。「クスリ」を反
対から読むと「リスク」となります。一般に薬はどん
なものでも大量に摂取すれば毒性があります。そして、
治療量であっても、人によっては副作用が出ることも
あります。また、同じ人でもその時の体調によって思
わぬ副作用が発現することもしばしば経験します。益
軒は薬に大変、造詣が深く、薬の使い方に慎重です。
繰り返し、薬の使用には十分注意を払うよう、述べて

います。

　現代も同様に、薬の使用は慎重に行われています。薬の適正使用と薬の正しい理解のために、1989年に薬剤師が中心となって「薬の適正使用協議会」が発足しました。この協議会では活動の一環として薬の正しい知識を普及させるために、「薬の知識10か条」を制定しました[1]。よくまとまった、啓蒙的な内容ですので、薬の適正使用協議会のホームページを一読されることをお勧めします。

　筆者も「薬の適正使用協議会」の「薬の知識10か条」をまねて、「薬とは何か」と題して以下の5項目を作ってみました。

　①薬は病気の診断、治療、予防に使われる化学物質あるいは天然物です。治療に使われる薬の作用は直接、病気の原因を除く抗菌薬のようなものもありますが、多くは、その人の持つ自然治癒力を助けて、病気やけがの回復を促進させます。薬には「現在、患者さんが苦しんでいる臨床症状を取り去る」ために働く「抜苦」の薬と、「患者さんの突然の発作や病気の再発を防ぐ」ために働く「与楽」の薬があります。言い換えると、「抜苦」の薬は症状緩解薬で、「与楽」の薬は症状や発作の予防のために使用する日常管理薬ということができます。通常はこの「抜苦」と「与楽」の薬を組み合わせて使います。

　②薬は多くの研究者によって、慎重にその作用や安全性が研究され、国によって審査され、有効性や安全性が承認されたものです。しかし、主作用を期待して

使用しても、副作用が発現することがあります。副作用には予期できるものと予期することができないものがありますので、もしも、副作用が出た時は、直ちに薬剤師または医師に相談して、適切な処置をしなければいけません。

　③薬には使用するために決められた回数、時間、用量および用法がありますので、医師や薬剤師の指示あるいは薬の説明書の記載をよく読んで、それらに従って、適正に使用しましょう。今後、個別化医療が進めば、それぞれの患者さんに応じた薬の適正使用の方法がありますので、自分勝手な判断で量や回数を変えたり、他者にその薬を使用したりしてはいけません。薬はあくまで、生体にとっては異物ですので、その認識をもって正しく使用をすることが大切です。

　④薬には医師の処方箋がないと入手できない医療用医薬品と処方箋がなくても薬局で直接買える市販薬（OTC医薬品）があります。それらの販売は法律で規制されています。市販薬の一部は現在コンビニエンスストアでも入手できますが、薬のことで分からないことや、疑問があれば、薬の専門家である薬剤師または医者にきちんと相談しましょう。

　⑤薬は高温、多湿、直射日光を避けて保管し、子どもの手の届かないところに保管します。また、健康への自己責任の観点からも自分の使っている薬についての「お薬手帳」は大切な情報源ですので、緊急時のみならず、できるだけ一人一人が持っているようにしましょう。

このように薬は病気やけがの診断や治療あるいは予防に使われますが、あくまでも、身体にとっては異物です。この点をよく認識した上で、体調が優れない時や心配な時に用いるようにします。過剰な副作用への心配はいりませんが、あくまでも、「クスリ」は「リスク」があり、特殊な作用を持つ化学物質ですから、決められた用法、用量を守り、最大限の配慮をして適正に使用していただきたいと思います。

薬の種類

　このように薬は適正に使用することが大切ですが、さらによく理解するためには薬の種類を知っておくとよいと思います。『養生訓』では薬を３種類に分けて、それぞれの特徴に合わせた使用法を述べています。この考えは中国最古の薬物学書であるとされる『神農本草経』から学んでいます。

　『神農本草経』では１年の日数と同じ365種の薬物を上品・中品・下品（上薬・中薬・下薬ともいう）の３品に分けて記述しています。上品（120種）は毒性が弱く長期服用が可能な保健薬であり、朝鮮ニンジンなどが含まれています。中品（120種）は予防や虚弱体質の改善に用いられますが、毒にもなりうるので使用上の注意が必要な薬で、クズの根などがあります。下品（125種）は病気の治療に用いるが、毒性が強く長期服用しない方がよい治病薬で、トリカブトの根（附子）などです。

　『養生訓』ではこうした生薬のうち、上品の薬でも

使い方によっては胃を悪くすることがあるので、まず
は薬による治療を避けることを勧めています（巻第
7）。副作用から身体を守るために、できるだけ薬を
使わないことが基本になっています。

　また、当時は漢方薬や和漢薬が主体ですので、品質
の良しあしにも注意して選ぶことを勧めています（巻
第7）。漢方薬の場合、生薬の産地や品種の違いから、
薬効や有効成分の含量に差が出ることがあり、注意を
喚起したものです。しかし、その点、現代の薬の品質
に関しては品質管理が厳しく、品質についての心配は
ほとんどありません。

　このように『養生訓』のころの治療薬は現代とは違っ
た要素がありますので、余計に薬による治療には慎重
になったものと思われます。

　薬による治療は現代の医療の中では重要な地位を占
めています。現在、使用されている医薬品は大きく2
種類に分類されます。前項でも述べましたが、医療用
医薬品と市販薬（OTC医薬品）です。

医薬品の分類

［A］医師の処方箋に基づいて使用されるもの
　　「医療用医薬品」
［B］薬局・薬店で市販されているもの
　　「市販薬」（OTC（< Over the counter >）医薬品）
　①要指導医薬品：医療用医薬品から市販薬になって間がないも
　の。正しく使ってもらうために薬剤師からの対面での情報提供
　や指導が必要。インターネットや郵便では買えない。

②一般用医薬品：市販薬として安全性、効力に実績がある。

第1類；副作用で日常生活に影響が出る場合があるので、使用には注意が必要。薬剤師の情報提供や指導が必要。インターネットや郵便で買える。

第2類；指定第2類、第3類：薬剤師または登録販売者から購入できる。第2類と指定第2類の説明は努力義務。第3類は規制なし。インターネットや郵便で買える。

医療用医薬品は医師の処方箋に基づいて使用される薬です。その使用については医師や薬剤師から、しっかりとした指導が行われますので、その指示に従って使用します。

これに対して市販薬は薬局・薬店で入手できるものです。さらに市販薬のうち要指導医薬品は医療用医薬品から市販薬になってまだ日が浅いものであり、薬剤師が対面で説明する必要があるものです。そのほか、市販薬には一般用医薬品として第1類から第3類まであり、第1類は薬剤師によって適正な使用法が指導されますが、第2類および第3類は自己判断によって使用できるものです。市販薬は、これまでの使用経験から、安全性や効力が実証されていますが、安易な使用による副作用の発現のリスクは否定できません。従って、自分の判断で使用する場合は、薬剤師によく相談をするか、添付されている文書をよく読んで、十分に薬の作用や使用法を理解した上で使用することをお勧めします。

副作用

　繰り返しになりますが、薬は人にとって異物ですので、服用に際しては注意が必要です。もともと、医薬品が世に出るためには、厳重な実験や検査が繰り返して行われます。基礎的な研究を経た後、ボランティアの健常人、患者さんによって人での試験が行われます。

　一般的には製薬企業が動物と人での安全性に関する試験を行い、一定の基準を満たした場合に、厚生労働省にデータを提出して専門的な審査を受けます。その段階で、国の基準に達していれば使用の認可が得られます。

　一つの薬が世に出るまでに、通常は長期間の時間と莫大^{ばくだい}な費用がかかります。薬になることを目指して化合物が得られてから、実際に人に適用ができるまでには約 10 年から 15 年かかります。その中で、安全性あるいは人での副作用の検討には通常、3 ～ 5 年はかか

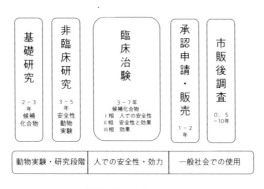

医薬品ができるまで

ります。さらに数十億円もの多額の費用がかかり、成功する確率は約2万5千分の1と、大変厳しいものです。

　このように、一つの薬を臨床的に使用することができるようになるまでには、薬の毒性や副作用について慎重な試験や審査が行われますので、安全性には十分に配慮されています。しかし、確率は少ないにしろ、どんな薬にも副作用があります。

　市販された薬は、その後もさらに一定期間、有効性と安全性を確認することが義務付けられています。実際に市販された直後に、重篤な副作用が見つかり、使用禁止になった薬もあります。薬は身体にとってはあくまでも異物であり、本来、身体には欲しくないものです。従って薬は必要最低限の使用が望まれます。

　薬の作用はもともと化学的な物質の働きによります。どのような化学物質であっても作用があるものであれば、大量になると体には毒となります。これに、薬を使う人の体質やその時の体調によっては、少量であっても作用や副作用が現れることがあります。さらに、同時に使った薬や食べ物、飲み物の影響で相互作用が現れ、副作用になることもあります。事前にそうした副作用が予想できる場合には、薬を避けるか、あるいは副作用に対する対処方法を準備しておく必要があります。

ジェネリック医薬品
　また、近年、医療費の国への負担が大きくなってい

ることから、少しでも価格の安い医薬品を使う目的で、ジェネリック（後発）医薬品の使用を国は勧めています。医薬品の開発には上述のように多額の費用がかかりますので、どうしても単価は高くなります。

　開発にかかった費用や知的財産は特許で保護されていますが、特許権が切れると、直ちに先発薬と同じ成分で同じ効果を持つ後発医薬品の販売が許可されます。それがジェネリック医薬品です。

　通常、特許権は20年が期限で、特許申請は薬の開発の直前に行います。その後、薬の開発には10年以上の年月がかかりますので、薬として認可されても、特許権の下で販売される期間は限られます。しかも、薬になる確率は前述のように候補化合物の約2万5千分の1くらいですので、薬の開発はかなりの経済的リスクが伴います。こうした中で開発された新薬ですので、どうしても価格は高いものになります。これが、国家財政に大きな負担になることから、少しでも価格の安い、ジェネリック医薬品の使用が勧められるわけです。

　ジェネリック医薬品は、こうした経済的な利点があり、その薬効や安全性は、国が審査して、先発医薬品と同じ品質基準で製造されていますので、国は使用を勧めています。

　しかし、こうした経済的な問題と新薬開発に対する理解の低さから、日本での新薬の開発は限られています。COVID-19のまん延で、新薬開発の大切さに気付いた人が多かったようですが、現在の日本は遅きに

失した感があります。

　いずれにしても新薬あってのジェネリック医薬品ですので、ジェネリック医薬品の普及も大切ですが、新薬開発にはもう少し国を挙げて、真剣に取り組んでいくことが大切であると思います。

第5章

おわりに代えて

——————— 養生訓　巻第8
（養老、育幼、鍼、灸法）

【1】 老後
1）最も長生きした人間とは、
　　最も人生を楽しんだ人間のことである（ルソー）

（巻第1）「人の身は百年を以て期とす。上寿は百歳、中寿は八十、下寿は六十なり。六十以上は長生なり」

（時実利彦）[1]「人間の寿命は、脳が生物学的にやられてしまう時期といえる。脳細胞の大半は生まれた時から細胞分裂しない。それが生物学的に完全に寿命を終えるのは、発達の5倍、脳の発達は25歳だから、125歳が寿命といえるだろう」

老化とアンチエイジング

『養生訓』では巻第8に「養老（老いを養う）」として、年老いた父母を子どもがどう養うかをテーマにしています。同時に老人自身が自分の老後の生活をどう過ごすか、心すべきことを述べています。巻第8には「老人は心身の老化があるので、小児と同じように養いなさい。さらに老人は寂しさを感じやすいので、時折は一緒に時間を過ごしてあげましょう」と老人に対してのケアを述べています。しかし、現代は核家族化が進み、それぞれの家族が独立した時代となって、なかなか親の老後を見る機会は少なくなっています。従って、こうした養老とする子どもへの心得は、限られた人への提言となってしまいました。

また、高齢者に対しては巻第8に「老人は雑事に心を配ることなく、楽しみのみに心を向け、それ以外は

考えないで、暮らすこと」を勧めています。老後のメンタルヘルスは、人生100年時代において、大変、大切なテーマですが、『養生訓』では、「静かな心」ではあるが、世俗の楽しみではなく、自分が心から楽しめるものに集中して、楽しみましょうと語りかけています。特に、天地、四季、山川草木などの自然を楽しむ余裕を持ちましょうと言っています。

さらに巻第8では「老後は、若い時より月日の過ぎるのが、10倍くらい早く感じるので、1日を10日とし、10日を100日とし、1月を1年とし、時間管理をしっかりして、残りの人生を楽しく、充実して過ごすこと」を勧めています。楽しみは誰も与えてくれません。自分で楽しむことが老後は特に、肝要だと言っています。

このように、『養生訓』には老後の生活について示唆に富むアドバイスが列記されていますが、人生100年時代となって現代の高齢者も自分自身で健康や生活を楽しむために、いろいろな工夫をしています。日本老年学会では現代の高齢者は20年前と比べて、体の動きや知的な活動は5〜10歳若返っていると報告しています。確かにそれを裏付けるデータが、2015年5月にアメリカのウォールストリートジャーナルに発表されました。

論文のタイトルは「Why everything you think about aging may be wrong」といいます。この論文では、65歳以上の老化の兆候として「記憶力低下」「車の運転の危うさ」「重篤な病気」「性的能力の低下」「気うつ」

「不要感」「孤独感」「金銭感覚の鈍麻」の8項目を挙げ、18歳から64歳の何%が、将来そうなると考えているのかという問いと、実際65歳以上になった人が何%それを実感しているかを比較しました。

　結果は表のように、ほとんどの項目でこうした兆候を実感する人の数は半数近くでした。このような調査の結果から、現代の高齢者は、心身の状態が、一般的には良好なものと思われます。

老化の兆候の予想と実感

	18～64歳の人の予想（%）	65歳以上の人の実感（%）
記憶力の低下	57	25
車の運転の危うさ	45	14
重篤な病気	42	21
性的能力の低下	34	21
気うつ	29	20
不要感	29	9
孤独感	29	17
金銭感覚の鈍麻	24	16

老化

　しかし、やはり生物学的には、生体の機能は加齢とともに落ちてきます。こうしたことから、現代では老化に関する研究が進み、老化に伴う身体的、精神的な衰退を科学的に研究し、予防しようとする試みが数多く行われています。

　老化の仕組みについては、現在大きく分けて、二つの考え方が提唱されています。その一つは老化は生ま

れた時から、プログラムされたものであり避けられないとする考えです。もう一つは加齢により、体の各種の機能が劣化するとする考えです。

　いずれも、それぞれ科学的な根拠があり、どちらかが正しいと決めることはできません。この両者がそれぞれ関与するものと思われます。

　老化のプログラム説は人の細胞が分裂するには限界があることが明らかにされて、出てきた考えです。発見者の名前にちなんでヘイフリックの限界と呼ばれています。無論、細胞が存在する組織や器官によってその限界は異なりますが、細胞分裂の時に、染色体の末端にあるキャップのようなテロメアという構造物が分裂に伴って、だんだん短くなり、それが限界に達すると細胞分裂が止まることから提唱されました。

　細胞の老化にはこのようなことが観察されますので、個体の老化も同様と考えられました。この点はまだ議論のあるところですが、中枢神経や骨格筋、眼のレンズなどは再生が困難なことから、これらについては加齢による劣化は防ぐことができないと考えられています。しかし、細胞ではそうであっても、個体では100％ヘイフリックの限界が関与しているとは言い切れないことも、数々見つかっています。従って、努力によって老化を防止することはできると思われます。

　もう一方の機能の劣化については、代表的な例として酸素ラジカルによる組織への攻撃が挙げられます。酸素ラジカルは呼吸によって体内に入った酸素に微量

にしか含まれていませんが、身体をさびさせる原因物質です。通常は体内のスーパーオキシドディスムターゼという酵素で分解されますが、この酵素は加齢によって活性が低下します。そのため加齢に伴って酸素ラジカルが増え、身体が攻撃され、劣化が起きると考えられています。こうしたことから、酸素ラジカルに対抗する抗酸化作用がアンチエイジングとして取り上げられています。

このように、老化には生物学的に避けられない部分と努力によってある程度防ぐことができる部分があることが分かってきました。さらに、老化を抑制する考え方も、以前は不老不死や寿命の延長を目標にしていましたが、今では疾患の予防や老化速度の低下を目標とするように変わりました。

老化の原因についての主な学説

学説	原因	対応
プログラム説	老化は遺伝的に決められている。（テロメアの影響・ヘイフリックの限界）	予防や対応は難しい。
生体傷害・機能低下説	生体活性物質が擦り切れる。活性酸素、フリーラジカルによる生体傷害。内分泌、免疫系の劣化。たんぱく質の糖化・老廃物の蓄積。	抗酸化物質（食品、薬物、ホルモンなど）の補充。オートファージの活性化。

『養生訓』の巻第8には加齢によって気力を落とすことはよくないが、呼吸や行動を静かにして、興奮を

抑え、食事に注意してとにかく楽しいこと以外はするなとしています。老化は努力によって防ぐことができることを実証していきたいものです。

60歳からが人生の黄金時代

益軒は「人の身は百年を以て期とす。上寿は百歳、中寿は八十、下寿は六十なり。六十以上は長生なり（巻第1）」と述べ、今日の100年時代を予言しました。

人の寿命は100年が節目であり、100歳まで到達したら上寿としてお祝いしようとしています。江戸時代には上野・寛永寺を開いた天海和尚のように100歳を超えても活躍した超人がいたようですが、平均寿命が50歳にも満たない時代でしたので、大変、まれなケースでした。これに対して現代は百寿者が8万人を超え、平均寿命もおよそ80歳になり、確かに高齢者社会となりました。統計学的データでは日本が世界で最初に人生100年時代を迎える国としてノミネートされています。

せっかく長寿になれるのなら健康で暮らさなければ、面白くありません。益軒自身も平均寿命が50歳以下といわれている時代に84歳まで生き、長寿の人生を楽しんでいます。

『養生訓』の巻第1には「人生、50歳まではまだまだ熟成しておらず、それより前に人生を終えることはもったいない。長生きすれば、学問の進歩や新しい知識の恩恵を被ることもでき、身体を大切にする方法も分かって、長生きできる」としています。

これから迎える「ソサエティー5.0」の超スマート社会では、ビッグデータや最先端の科学技術による最新の知識によって健康管理が可能になり、私たちはその恩恵を被ることができます。『養生訓』ではこのことを予言しているようです。

　さらに、今後はかかりつけ医の指導によって予防医学が普及し、私たちは自分自身で「未病ケア」に取り組むことができます。「加齢を防ぐことはできないが、老化は防ぐことができる」とよくいわれます。また、サムエル・ウルマンの有名な詩「青春」の中にも「年を重ねただけでは人は老いない。理想を失ったときにはじめて老いが来る」との一節があります。希望をもって年を重ねていきたいものです。

　また、哲学者のルソーは「最も長生きした人間とは、最も年を経た人間のことではない。最も人生を楽しんだ人間のことである」と述べています。

　従って、これからは多少の身体的な不具合があっても、状況に適応して自分の理想に情熱を燃やし、自分に関する身体的、精神的、社会的なことが自分でできれば健康と考えて、楽しんで生きることが大切になると思います。

　『養生訓』を出発点として、本書で取り上げた健康にとって大切なことは「腹八分目の食養生」、「歩行などの軽い有酸素運動」、さらに「良質な睡眠」と「人生を楽しむメンタルヘルスケア」ですが、これらはいずれも、これまで言い古された一般的な事柄です。

　ただし、これらの健康法は、現代の科学的研究でそ

の科学的根拠が裏付けられます。そのことを知って、未病ケアを行うことは、健康への自信と信頼につながります。

　本書が超スマート社会で、健康に暮らすためのヒントに少しでもなれば幸いです。

文献

養生訓全般
 1）伊藤友信 訳；『養生訓 - 全現代語訳』、講談社学術文庫、1992
 2）立川昭二；『養生訓に学ぶ』、PHP 新書、1996
 3）下方浩史；『『養生訓』に学ぶ！病気にならない生き方』、素朴社、2013
 4）齋藤孝；『図解　養生訓「ほどほど」で長生きする』、ウエッジ社、2012
 5）中村学園；養生訓；中村学園大学校訂テキス https//www.nakamura-U.ac.jp/
institute/ library/kaibara/text 0.3,html

はじめに …… 10
健康への関心
 1）（高齢者の労働人口）統計局ホームページ / 令和 2 年 / 統計トピックス No.126
統計からみた我が国の高齢者－「敬老の日」にちなんで－ /2. 高齢者の就業（stat.
go.jp)
SDGs と養生訓
 2）（SDGs）外務省；「Sustainable Development Goals（SDGs）日本政府に取り組み」
JAPAN SDGs Action Platform、外務省 (mofa.go.jp)
 3）（ソサエィー 5.0）内閣府；科学技術政策 Society5.0（ソサエィー 5.0), https//
www8.cao.go.jp/cstp/ society 5.0/
 4）経団連；「ソサエテフィー 5.0 とは」, https//www.keidanrensdgs.com/society-5-
0-jp

第 1 章　健康・病気・予防・治療・自然治癒力の考え方の進化
　　 ―養生訓巻第 1 と巻第 2―
【1】健康論 …… 18
1）健康の定義の進化
 1）日本 World Health Organization（WHO）協会；世界保健機構「健康の定義」,1947
 2）（デュボス）Dubos RJ；『人間と適応』― 生物学と医療（木原弘二 訳）、みすず
書房 ,1970
 3）（ヒューバー）Huber M, Knottnerus J A, Green L, et al. ; How should we define
health? Br Med J, 343,　d4163,2011
現代の健康の定義の進化
 4）日本看護協会；「看護に関わる主要な用語の解説」, 2007
2）健康は何のため？
健康は「人生 100 年時代」に蓄えておくべき資産」、「幸福感の第一位のもの」
 5）リンダ・グラットン、アンドリュー スコット；『LIFE SHIFT（ライフ・シフト）』、
池村 千秋　訳、東洋経済新報社、2016
 6）（ラルフ・エマーソン）ラルフ・ウオルド・エマーソン；『自身エマーソンの「経験」
と「自己信頼」』大間知白子 訳、興陽社、2018
4）貝原益軒と日野原重明
 7）（EBM）日野原重明、福井次矢；EBM の意義と役割 ― EBM の実践に向けて ―医
学書院、週間医学界新聞、第 2362, 1999 年 11 月 8 日号
 8）（病む）日野原重明；『いのちを育む』、中央法規、2011
貝原益軒
 9）（夫婦仲と健康）Chen J ; The connection between a healthy marriage and healthy

heart, Yale Medicine, Feb 7, 2018

【2】病因論の進化 …… 33
1)「病は気から」から「病気の原因は遺伝と環境から」へ
「気」は波動か
1）ヴィンフリート・ジモン；『ドイツ発「気と波動」健康法 ― バイオレゾナンスが甦らせる "いのちの力"』、ドイツ振動医学推進協会、イースト・プレス、2012
「病は気から」の科学
2）ジョー・マーチャント；『「病は気から」を科学する』、服部由美 訳、講談社、2016
病気の原因は遺伝と環境 ―ジエンド・オブ・イルネス―
3）厚生労働省；「厚生労働白書 2018 年度版」 p 69、2018
4）デイビッド・B・エイガス、クリスティン・ロバーグ；『ジエンド・オブ・イルネス 病気にならない生き方』、野中香方子 訳、日経 BP 社、2013
双子の宇宙飛行士 ―一人でのエピジェネティクス―
5）Garrett-Bakelman FE, Darshi M, Green SJ；The NASA Twins Study: A multi-dimensional analysis of a year-long human spaceflight, Science, 364（6436）: eaau 8650, 2019
環境物質と食品（野菜、お茶、オリーブオイル）によるエピジェネティクな変化
6）シャロン・モアレム ；『遺伝子は、変えられる。―あなたの人生を根本から変えるエピジェネティクスの真実 』、中里京子 訳 , ダイヤモンド社 , 2017
7）（トラウマ）Kwapis JK , Wood MA；Epigenetic mechanisms in fear conditioning: implications for treating post-traumatic stress disorder, Trends Neurosci, 37, 706-720, 2014
8）（地中海料理）Arpón A, Milagro F I,；Impact of Consuming Extra-Virgin Olive Oil or Nuts within a Mediterranean Diet on DNA Methylation in Peripheral White Blood Cells within the PREDIMED-Navarra Randomized Controlled Trial: A Role for Dietary Lipids,
Nutrients, 10（1）, 15, 2017
9）（ロイヤルゼリー）Kamakura, M.; Royalactin induces queen differentiation in honeybees. Nature, 473, 478–483, 2011
10）（緑茶）Li F, Qasim F, Li D, et al.；Updated review on green tea polyphenol epigallocatechin-3-gallate as a cancer epigenetic regulator, Seminars in Cancer Biology, 83, 335-352, 2021
11）Iwasaki M, Inoue M, Sasazuki S, et al.; Plasma tea polyphenol levels and subsequent risk of breast cancer among Japanese women: a nested case-control study, Breast Cancer Res Treat, 124, 827-834. 2010
12）（コリン・ベタイン）Zeisel S；Choline; Other Methyl-Donors and Epigenetics, Nutrients, 9(5),445, 2017
13）（ウコン〈クルクミン〉）Fabianowska-Majewska K, Kaufman-Szymczyk A, Szymanska- Kolba A, et al.；Curcumin from Turmeric Rhizome: A Potential Modulator of DNA Methylation Machinery in Breast Cancer Inhibition, Nutrients, 13, 332, 2021
14）（ブドウ〈レスベラトロール〉）Fernandes GFS, Silva GDB, Pavan AR, et al.; Epigenetic Regulatory Mechanisms Induced by Resveratrol, 9,1201,2017
15）（キャベツ）Hudlikar R, Wang L, Wu R et al.; Epigenetics/Epigenomics and Prevention of Early Stages of Cancer by Isothiocyanates.Cancer Prev Res（Phila）,14（2）,151- 164, 2021

16）（大豆）Magee PJ, Rowland I.; Soy products in the management of breast cancer, Curr Opin Clin Nutr Metab Care, 5（6）, 586-591, 2012

17）（生活・カロリー）Martin, S L, Hardy T M, Tollefsbol T O; Medicinal chemistry of the epigenetic diet and caloric restriction, Curr Med Chem, 20（32）, 4050-4059. 2013

18）（たばこ）Wu,X, Huang Q, Javed R et al.; Effect of tobacco smoking on the epigenetic age of human respiratory organs, Clin Epigenetics,11（1）,183, 2019

19）（ストレス）Park C, Rosenblat JD, Brietzke E et al.; Stress, epigenetics and depression: A systematic review, Neurosci Biobehav Rev,102,139-152, 2019

20）（薬物）Bohl SR, Bullinger L, Rücker FG ; Epigenetic therapy: azacytidine and decitabine in acute myeloid leukemia, Expert Rev Hematol, 11（5）, 361-371, 2018

21）（薬物）Nie J, Liu L, Li X; Decitabine, a new star in epigenetic therapy: the clinical application and biological mechanism in solid tumors, Cancer Lett, 354 (1), 12-20, 2014

2）生活習慣

習慣と脳内報酬系

22）Lally P, van Jaarsveld CHM, Potts HWW, et al.; How are habits formed: modelling habit formation in the real world, Euro J Soc Psychol, 40, 998–1009, 2010

生活習慣病

23）Breslow L, Enstrom J E, ; Persistence of health habits and their relationship to mortality, Prev Med, 9（4）, 469-483, 1980

【3】予防の考え方の進化 …… 55

1）未病と治未病

遺伝子診断は未病診断の候補か？

1）（アンジョリーナ・ジェリー）James PA, Mitchell G, Bogwitz M, et al. ; The Angelina Jolie effect, Med J Aust, 199（10）, 646, 2013

【4】自然治癒力・生体防御力の考え方の進化 ……65

1）自然治癒力と生体防御力

免疫力の上昇と低下

1）（午前中のワクチン接種）Long JE, Drayson MT, Taylor A E, et al.; Morning vaccination enhances antibody response over afternoon vaccination: A cluster-randomized trial, Vaccine, 34, 2679-2685,2016,

2)（免疫力の日内変動）Suzuki K, Hayano Y, Nakai A, et al.; Adrenergic control of the adaptive immune response by diurnal lymphocyte recirculation through lymph nodes J Exp Med, 213, 2567-2574, 2016

3)（免疫の季節変動）熊江隆、菅原和夫、町田和彦 他；免疫能の季節変動 1.免疫グロブリン、補体及び結成タンパク成分の季節変動、日生気誌、23，19-27, 1986

第2章　食養生による未病ケアの進化
― 養生訓, 巻第3と巻第4（飲食・慎色欲）―

【1】食養生による未病ケアこそ健康の原点 …… 94

1）食は命の養い

1）（食育）農林水産省・食育の推進 ,https://www.maff.go.jp/j/syokuiku/

【2】お腹は健康の原点 －お腹を大切に－ …… 97
１）お腹の健康
腸内細菌と免疫

1）Giorgetti GM, Brandimarte G ,Fabiocci F , et al. ; Interactions between Innate Immunity, Microbiota, and Probiotics, J Immunol Res, 2015,501361, 2015

2）Calder PC ; Feeding the immune system, Proc Nutr Soc, 72（3）, 299-309, 2013

3）de Oliveira GLV, Leite AZ, Higuchi BS, et al.; Intestinal dysbiosis and probiotic application in autoimmune diseases, Immunology, 153（1）, 1-12, 2017

4）Quigley BL, Timms P ; Helping koalas battle disease - Recent advances in Chlamydia and koala retrovirus (KoRV) disease understanding and treatment in koalas, FEMS Microbiol Rev, 44（5）, 583-605, 2020

5）Tsuji N M ; Antigen-specific CD4（+）regulatory T cells in the intestine, Inflamm Allergy Drug Targets, Se5（3）, 191-201, 2006

6）辨野義己 ; プロバイオティクスと その臨床的展望、日内会誌　104、86 ～ 92, 2015

【3】食事の方法 －食事の取り方による未病ケア－ …… 103
１）腹八分目は医者いらず
腹八分目

1）（ガランテ）Guarente ML,Tissenbaum HA,; Increased dosage of a sir-2 gene extends lifespan in Caenorhabditis elegans, Nature,410,227-230,2001.

2）（ウイスコンシン大学の研究）Colman、RJ, Anderson　M, Johnson　SC,et al. ; Caloric restriction delays disease onset and mortality in rhesus monkeys. Science, 325（5937）, 201-204, 2009

3）Colman RJ, Beasley TM, KemnitzJW, et al. ; Caloric restriction reduces age-related and all-cause mortality in rhesus monkeys, Nat Commun, 5,3557, 2014

4）（老化研究所の研究）Mattison JA, Roth GS, Beasley TM, et al.; Impact of caloric restriction on health and survival in rhesus monkeys from the NIA study, Nature, 489（7415）, 318-21, 2012

5）Satoh A, Brace CS, Rensing N, et al. ; Sirt1 extends life span and delays aging in mice through the regulation of Nk2 homeobox 1 in the DMH and LH, Cell Metab, 18（3）, 416-430, 2013

6）Mattison, JA, Colman RJ, Beasley TM, et al.; Caloric restriction improves health and survival of rhesus monkeys. Nat Commun, 8, 14063, 2017

（カロリー制限の効果）
7）（カロリー制限の効果）Liang Y, Wang S, ; Which is the most reasonable anti-aging strategy; meta -analysis, Adv Exp Med Biol, 1086, 267-282, 2018

8）（カロリー制限の効果）Kim DH, Bang E, Jung HJ, et al.; Anti-aging effect of carlorie restriction（CR）and CR mimetics based on the seno-inflammation concept, Nutrients, 12（2）, 422, 2020

9）（カロリー制限の効果）Carmona JJ, Michan S ; Biology of healthy aging and longevity, Rev Invest Clin, 68（1）, 7-6, 2016

バイオスフィアの実験

10）Walford RL, Mock D, Verdery R, et al. ; Calorie restriction in biosphere 2 : alterations in physiologic, hematologic, hormonal, and biochemical parameters in humans restricted for a 2-year period, Biol Sci Med Sci, 57（6）, B211-224, 2002

食べすぎは早食いから
11）（大塚）Otsuka R, Tamakoshi K, Yatsuya H, et al. ; Eating fast leads to obesity: findings based on self-administered questionnaires among middle-aged Japanese men and women, J Epidemiol, 3, 117-124, 2006

12）橋本泰央、小玉麻由佳、上田由喜子 他、食べる速さと BMI に関するメタ分析、厚生の指標、68(7)、12-20、2021

摂食中枢と満腹中枢
13）（ヘザリントン）Hetherington AW and Ranson SW ; The spontaneous activity and food intake of rats with hypotharamic lesions, Am J Physiol,136, 609-617, 1942

14）（アナンド）Anand BK and Brobeck JR ; Hypothalamic control of food intake in rats and cats, Yale J Biol Med 24, 123-140, 1951

レプチン
15）（レプチンと免疫）Kiernan K, MacIver NJ, ; The Role of the Adipokine Leptin in Immune Cell Function in Health and Disease Front, Immunol, 11, 622468, 2021

BMI と健康
16）Sasazuki S, Inoue M, Tsuji I, et al.; Body mass index and mortality from all cases and major causes in Japanese; results of pooled analysis of 7-large scale cohort studies, J Epidemiol, 21, 417-439,2011

2）楽しい食事こそ健康食
17）食育；小学生用食育教材「たのしい食事つながる食育」(2016年 2月)

感情の高ぶりを避けて食事を取る
18）Dinan TG ,Cryan JF ; The microbiome-gut-brain axis in health and disease, Gastroenterol Clin North Am, 46, 77-89, 2017

3）おいしさは健康のバロメーター
19）（魯山人）山田和；『魯山人、美食の名言』、平凡社新書、2017

おいしさ
20）池田菊苗；新調味料について、東京科学、30、820-835，1909

21）Heckmann JG, Lang CJG,; Neurological causes of tast disorder Adv Otorhinolayngol, 63, 255-264, 2006

22）Sakai M, Ikeda M, Kazui H, et al. ; Decline of gustatory sensitivity with the progression of Alzheimer's disease, Int Psychogeriatr, 28, 511-517

4）規則的な食事 － 1 日 1 回は空腹を感じる食事のサイクル －
朝食
23）（横山）Yokoyama Y, Onishi K, , Hosoda T, et al. ; Skipping Breakfast and Risk of Mortality from Cancer, Circulatory Diseases and All Causes: Findings from the Japan Collaborative Cohort Study, Yonago Acta Med, 59（1）, 55-60, 2016

24）（柴田）Shibata S, Sasaki H, Ikeda Y.; Chrono-nutrition and chrono-exercise,Nihon Rinsho. 71（12）, 2194-2199, 2013

【4】食材と食品による未病ケア …… 121
1）食品の機能性
清き物、性よき物を好んで食らうべし
1）日本動脈硬化学会；The Japan Diet とは , http://www.j-athero.org/general/pdf/

TJD_digest.pdf

デザイナーフーズ

2)（健 康 な 食 品）Theisen C、"What Ever Happened To . . . Looking Back 10 Years". J Natl Cancer Inst、93（14）：1049-1050、2001.

3) 津川友介；『世界一シンプルで科学的に証明された究極の食事』東洋経済新報社、2018

免疫力を増す食品

（免疫促進作用が報告されている食品）

4)（レイシ〈霊芝〉）Wang X, Lin Z.;Immunomodulating Effect of Ganoderma（Lingzhi）and Possible Mechanism、 Adv Exp Med Biol. 1182, 1-37, 2019

5)（レイシ〈霊芝〉）Vetvicka V, Vannucci L、 Sima P, et al. ; Beta Glucan: Supplement or Drug? From Laboratory to Clinical Trials. Molecules, 24（7）,1251, 2019

6)（乳 酸 菌）Frei R, Akdis M, O'Mahony L,; Prebiotics, probiotics, synbiotics, and the immune system: experimental data and clinical evidence、 Curr Opin Gastroenterol, 31(2),153-158. 2015

7)（乳酸菌）Gopalakrishnan V, Helmink BA, Spencer CN, et al. ; The Influence of the Gut Microbiome on Cancer, Immunity, and Cancer Immunotherapy, Cancer Cell, 33（4）, 570-580, 2018

8)（大豆製品・納豆）Lefevre M、 Racedo SM, Ripert G et al.; Probiotic strain Bacillus subtilis CU1 stimulates immune system of elderly during common infectious disease period: a randomized, double-blind placebo-controlled study, Immun Ageing, 12, 24. 2015;

9)（味噌）Hosoi T. Kiuchi K,; Natto-A food made by fermenting cooked soybeans with Bacillus subtilis（natto）, In: Handbook of Fermented Functional Foods, Farnworth, E. R.(ed), CRC Press, Boca Raton, 227-250, 2003

10)（フィトケミカル）Iddir M, Brito A, Dingeo G, et al. ; Strengthening the Immune System and Reducing Inflammation and Oxidative Stress through Diet and Nutrition: Considerations during the COVID-19 Crisis, Nutrients,12（6）, 562. 2020

11)（フィトケミカル）Grudzien M, Rapak A;Effect of Natural Compounds on NK Cell Activation, J Immunol Res, 2018 Dec, 4868417,2018

12)（魚）Waitzberg DL, Torrinhas RS; Fish oil lipid emulsions and immune response: what clinicians need to know, Nutr Clin Pract, 24（4）,487-499,2009

13)（魚）Calder PC.; Marine omega-3 fatty acids and inflammatory processes: Effects, mechanisms and clinical relevance、 Biochim Biophys Acta, 1851(4),469-484、2015

14)（ビタミン）Pecora F, Persico F, Argentiero A, et al. ; The Role of Micronutrients in Support of the Immune Response against Viral Infections, Nutrients, 12（10）,3198, 2020

15)（ビタミン）Shakoor H, Feehan J, Al Dhaheri AS ; Immune-boosting role of vitamins D, C, E, zinc, selenium and omega-3 fatty acids: Could they help against COVID-19? Maturitas, 143, 1-9, 2021

16)（亜鉛）Pecora F, Persico F, Argentiero A, et al. ; The Role of Micronutrients in Support of the Immune Response against Viral Infections, Nutrients, 12（10）,3198, 2020

17)（味噌汁）Yamamoto S, Tomotaka S, Kobayashi M, et al. ; Soy, Isoflavones and Breast Cancer Risk in Japan,J Nat Cancer Inst,,95,,906-913,,2003

18)（野沢菜）Tanaka S, Yamamoto K, Yamada K; Relationship of Enhanced Butyrate Production by Colonic Butyrate-Producing Bacteria to Immunomodulatory Effects in Normal Mice Fed an Insoluble Fraction of Brassica rapa L, Appl Environ Microbiol. 82(9), 2693-2699, 2016

19)（なれずし）Hirose Y, Murosaki S, Yamamoto Y, et al. ; Daily intake of heat-killed Lactobacillus plantarum L-137 augments acquired immunity in healthy adults, J Nutr. 136（12）, 3069-73, 2006;

2）新鮮な食材

新鮮な旬の食材と食品

20）デイビッド・B・エイガス、クリスティン・ロバーグ；『ジエンド・オブ・イルネス 病気にならない生き方』、野中香方子 訳、日経BP社、2013

21）マイケル・ポーラン；『ヘルシーな加工食品はかなりヤバイ』、高井由紀子 訳、青志社、2009

3）醤・薬味

香辛料は薬味

22）夏野豊樹，平柳要；生姜抽出物の経口摂取が冷え性の人のエネルギー消費等に及ぼす効果, 人間工学、45 , 236-241, 2009

23）Kawada T, Sakabe S, Watanabe T et al.; Some pungent principles of spices cause the adrenal medulla to secrete catecholamine in anesthetized rats, Proc Soc Exp Biol Med, 188（2）, 229-233, 1988

24）Salehi B, Upadhyay S, Orhan I, et al.; Therapeutic potential of a- and b- pinene; a miracle gift of nature, J Biomolecules, 9（11）, 738, 2019

25）Jo H, Cha B, Kim H, et al.; a-pinene enhances the anticancer activity of natural killer cells via ERK/AKT pathway, Int J Mol Sci, 22（2）, 656, 2021

26）Li Q, Kobayashi M, Wakayama Y, et al.; Effect of phytocide from trees on human natural killer cell function, Int J Immunopathol Pharmacol, 22（4）, 951-959, 2002

【5】飲料（水、茶、酒）による未病ケア …… 132

1）水

1）（ヘルマン・ヘッセ）；『座右の銘・意義ある人生のために』大自然に学ぶより，「座右の銘」研究会　編、里分出版

清き水、エビアン、機能水

2）文部科学省、科学技術学術審議会・資源調査分科会；地球上の生命を育む水のすばらしさの更なる認識と新たな発見を目指して、2012 年

2）お茶

3）（ウイリアム・グラッドストン）「お茶に関する英語の名言・格言 25 選一覧まとめ」より、http://english chiken 168.com/teameigen/

お茶は時間を長くして、お酒は時間を短くする

4）（免疫促進）Furushima D , Nishimura T, Takuma N, et al. ; Prevention of acute upper respiratory infections by consumption of catechins in healthcare workers: A randomized, placebo-controlled trial, Nutrients,12（1）,2019.

5）（免疫促進）Furushima D, Ide K, Yamada H.; Effect of Tea Catechins on Influenza Infection and the Common Cold with a Focus on Epidemiological/ Clinical Studies, Molecules, 23（7）,1795, 2018

6）（免疫促進）Menegazzi M, Campagnari R, Bertoldi M, et al.; Protective Effect of

Epigallocatechin -3-Gallate（EGCG）in Diseases with Uncontrolled Immune Activation: Could Such a Scenario Be Helpful to Counteract COVID-19? Int J Mol Sci, 21（14）, 5171,2020

7）（インフルエンザ予防）大西慎太郎、古島大資 , 西村拓馬 , 他 ; 茶カテキンのインフルエンザ感染抑制作用に関する検討， 日本小児呼吸器学会雑誌 30, 128-128, 2019.

8）（アレルギー）Maeda-Yamamoto M, Ema　K, Monobe　M, et al.; The efficacy of early treatment of seasonal allergic rhinitis with benifuuki green tea containing O-methylated catechin before pollen exposure: an open randomized study, Allergol Int. 58, 437-444. 2009

9）（コレステロール）Unno T, Tago M, Suzuki Y, et al.; Effect of tea catechins on postprandial plasma lipid responses in human subjects, Br J Nutr. 93（4）, 543-547, 2005

10）（ 体 重 ）Kajimoto O, Kajimoto　Y, Yabune　M,et al. ; Tea catechihs with a galloyl moiety reduce body weight and fat, J Health Sci, 51, 161-171. 2005,

11）（抗酸化作用）Gao SM, Liu JS, Wang M, et al. ; Traditional uses, phytochemistry, pharmacology and toxicology of Codonopsis: A review, J Ethnopharmacol, 219, 50-70. 2018

12）（歯科）Sakagami H, Watanabe T, Hoshino T, et al. ; Recent Progress of Basic Studies of Natural Products and Their Dental Application, Medicines（Basel）, 6（1）, 4, 2018

13）（脳機能〈認知症〉）Fernando WMADB, Somaratne G, Goozee KG,et al. ; Diabetes and Alzheimer's Disease: Can Tea Phytochemicals Play a Role in Prevention? J Alzheimers Dis. 9（2）, 481-501, 2017

14）（ガン）Fujiki H, Imai　K, Nakachi　K, et al. ; Challenging the effectiveness of green tea in primary and tertiary cancer prevention, J Cancer Res Clin Oncol, 138, 1259-1270, 2012

15）（ 共 同 研 究 ）Maeda-Yamamoto M, Inagaki N, Kitaura J et al.; O-methylated catechins from tea leaves inhibit multiple protein kinase in mast cells, J Immunol,172（7）, 4486-4492, 2004

3）お酒

16）（フランク・シナトラ）；「お酒に関する英語の名言・格言 30 選一覧まとめ」より、http://english chiken 168.com/liquor/

お酒の効用

17）（ 認 知 症・ オ ル ゴ ゴ ザ ）Orgogozo JM, Dartigues JF, Lafont S, et al. ; Wine consumption and dementia in the elderly: a prospective community study in the Bordeaux area, Rev Neurol（Paris）, 153（3）,185-192, 1997

18）（認知症・シモンズ）Simons　LA, Simons J, McCallum J, et al. ; Lifestyle Factors and Risk of Dementia: Dubbo Study of the Elderly, Med J Aust, 184（2）, 68-70, 2006

19）（ 風 邪 ）Ouchi E, Niu K, Kobayashi Y, et al.; Frequent Alcohol Drinking Is Associated With Lower Prevalence of Self-Reported Common Cold: A Retrospective Study, BMC Public Health, 12, 987, 2012

20）（風邪）Cohen S, Tyrrell DA, Russell MA, et al. ; Smoking, alcohol consumption, and susceptibility to the common cold. Am J Public Health. 83（9）, 1277–1283. 1993

21）（ 風 邪 ）Takkouche B, Regueira-Mendez C, Garcia-Closas R, et al. ; Intake of wine, beer, and spirits and the risk of clinical common cold, Am J Epidemiol, 155(9), 853–858. 2002

【6】お口の健康 …… 143
1）口腔ケア
口腔ケアと感染
　1）（インフルエンザ）奥田克爾ほか：平成15年度厚生労働省老人保健健康増進等事業，口腔ケアによる気道感染予防教室の実施方法と有効性の評価に関する研究事業報告書，地域保健研究会，東京，2004.
　2）（インフルエンザ）Abe S, Ishihara K, Adachi M, et al. ; Professional oral care reduces influenza infection in elderly. Arch Gerontol Geriatr, 43,157-64, 2006
　3）（ 小 児 ）Jha A, Singh R, Jha S, et al. ; Comparative evaluation of salivary immunoglobulin a levels between pedodontic subjects,J Family Med Prim Care, 9（4）,2052-2055, 2020
　4）野田龍也、尾島俊之、早坂信哉 他；うがいによる口腔衛生と小児の発熱：日本における集団研究、J Epidemiol, 22、45-49、2018

第3章　生活環境整備による未病ケアの進化
　― 養生訓、巻第5（五感、二便、洗浴）―
【1】居住環境の整備 …… 148
2）風
　1）宮沢賢治；出典：青空文庫「アメニモマケズ」、http://www.aozora.gr.jp /cards /000081 /45630_23908.htm/
マスク
　2）国民生活センター（独立行政法人）「ウイルス対策をうたったマスクー表示はどこまであてになるのかー」、http://www.kokusen.go.jp/pdf/n 111
　3）（植木）Ueki H, Furusawa Y, Iwatsuki-Horimoto K et al.; Effectiveness of Face Masks in Preventing Airborne Transmission of SARS-CoV-2, ASM Journals/mSphere, 10,1128 , 2020
3）湿度と乾燥
湿度と感染防御
　4）（ペットベルグ）Patberg WR, Rasker JJ ; Environmental risk factors and their role in the management of atopic dermatitis, Expert Rev Clin Immunol, 13（1）, 15-26, 2017
　5）（ハーパー）Harper GJ ; Airborne micro-organism: Survival tests with　four virus, J　Hygiene. 59（4）, 479-486, 1961
　6）林基哉：高齢者施設の感染症予防を踏まえた室内湿度の改善（特集 高齢者施設の環境衛生管理と室内環境の改善），保健医療科学 , 66（2）,163-171,2017
4）寒さと暑さ
寒さ
　7）森谷絜、水中運動実施の水温が感情、体温、血中 NK 細胞活性に及ぼす影響 - 中高年女性における水温 30℃と 34℃の比較、北海道大学大学院教育学研究科紀要，99、55-69、2006.
　8）Solforosi L, Kuipers H, Jongeneelen M, et al. ; Immunogenicity and efficacy of one and two doses of Ad26.COV2.S COVID vaccine in adult and aged NHP.J Exp Med., 218（7）,e20202756, 2021

9）Kanosue K, Crawshaw LI, Nagashima K, et al. ; Concepts to utilize in describing thermoregulation and neurophysiological evidence for how the system works. Eur J Appl Physiol, 109（1）, 5-11, 2010

【2】良質の睡眠 …… 162
1）良質の睡眠は健康の切り札
睡眠時間

1）（玉腰）Tamakoshi A, Ohno Y, JACC Study Group; Self-reported sleep duration as a predictor of all-cause mortality; results from the JACC Study, Japan. Sleep, 27, 51-54, 2004

良質の睡眠こそ免疫力アップ秘訣

2）（イルビン）Irwin M, McClintick J, Costlow C, et al. ; Partial night sleep deprivation reduces natural killer and cellular immune responses in humans, FASEB J, 10（5）,643-53, 1996

3）（プラザー）Prather AA, Janicki-Deverts D, Hall MH, et al.; Behaviorally Associated Sleep and susceptibility to the common cold, Sleep, 38（9）, 1353-9. 2015

4）（ベンツ）Wentz LM, Ward MD, Potter C, et al. ; Increased Risk of Upper Respiratory Infection in Military Recruits Who Report Sleeping Less Than 6 h per night, Mil Med, 183（11-12）, e699-e704, 2018

体内時計、睡眠ホルモン

5）（ラーナー）Lerner A B, JD Case, Y Takahashi, et al. ; Isolation of melatonin, the pineal gland factor that lightens melanocyte, J Am Chem Soc., 80, 10, 258, 1958

6）（メラトニン）Lan S H, Lee HZ, Chao C M, et al. ; Efficacy of melatonin in the treatment of patients with COVID-19: A systematic review and meta-analysis of randomized controlled trials, J Med Virol, 94, 2102-2107, 2022

昼寝の効用

7）（朝田）Asada T, Motonaga T, Yamagata Z,et al. ; Associations between retrospectively recalled napping behavior and later development of Alzheimer's disease: association with APOE genotypes, Sleep. 23（5）, 629-634, 2000

8）（メドニック）Mednick SC, Ehrman M; Take a Nap! Change Your Life, Workman Publishing Company, 2006

9）Milner CE, Cote KA.;Benefits of napping in healthy adults: impact of nap length, time of day, age, and experience with napping.J Sleep Res. 8（2）, 272-81, 2009

10）McDevitt EA, Sattari N, Duggan KA, et al. ; The impact of frequent napping and nap practice on sleep-dependent memory in humans. Sci Rep. 8（1）, 15053, 2018

11）Lovato N, Lack L ; The effects of napping on cognitive functioning, Prog Brain Res, 185,155-66, 2010;

【3】運動 …… 171
1）運動 — うっすらと汗をかくくらいの運動 —
労働

1）（パッフェンバーガー）Paffenbarger RS Jr, Hyde RT, Wing AL, et al. ; Physical activity, all-cause mortality, and longevity of college alumni, N Engl J Med, 314(10), 605-613, 1986

2）（パッフェンバーガー）Paffenbarger RS Jr. Jerry Morris; pathfinder for health through an active and fit way of life., Br J Sports Med, 34(3), 217, 2000

適度な運動は免疫力をアップする

3）（トレーニング）Akimoto T, Kumai Y, Akama T, et al. ; Effects of 12 months of exercise training on salivary secretory IgA levels in elderly subjects, Br J Sports Med, 37, 76-79, 2003

4）（トレーニング）秋本崇之、赤間高雄、香田泰子 他；「高強度トレーニングによる安静時唾液中分泌型 IgA の変動」、体力科学，47，245-251，1998

5）（テニス）Novas AM, Rowbottom DG, Jenkins DG.; Tennis, incidence of URTI and salivary IgA, Int J Sports Med, 24（3）,223-229, 2003

6）（ヨット）Vernon Neville V, Gleeson M, Folland JP; Salivary IgA as a risk factor for upper respiratory infections in elite professional athletes , Med Sci Sports Exerc, 40（7）,1228-36, 2008

7）（フットボール）Putlur P, Foster C, Miskowski JA, et al. ; Alteration of immune function in women collegiate soccer players and college students,J Sports Sci Med, 3（4）, 234-43, 2004

8）Aoyagi Y, Park H, Kakiyama T, et al.; Yearlong physical activity and regional stiffness of arteries in older adults: the Nakanojo Study, Eur J Appl Physiol, 109: 455–464. 2010

9）Aoyagi Y,Park H, Park S, et al. ; Habitual physical activity and health-related quality of life in older adults: interactions between the amount and intensity of activity (the Nakanojo Study), Qual Life Res, 19（2010）, pp. 333-338

10）Scheffer DDL, Latini A.; Exercise-induced immune system response: Anti-inflammatory status on peripheral and central organs, Biochim Biophys Acta Mol Basis Dis, 1866（10）, 165823, 2020

11）Nieman D C, Exercise, upper respiratory tract infection, and the immune system Med Sci Sports Exerc, 26(2),128-39, 1994

【4】メンタルヘルスケア …… 174
1）心は人身の主君也

1）（ジョセフ・マーフィー）しまずこういち；『マーフィー名言集』、ことば新書、2012

2）怒りは敵と思え
アンガーマネジメント

2）（怒りは NK 細胞数を減らす・ブリオッソ）Kakoo-Brioso E, Costa L, Ouakinin S, Association of Anger Expression-Out with NK Cell Counts in Colorectal Cancer Patients, Acta Med Port, 31（3）, 152-158, 2018

3）反省しても自責はするな

3）（アインシュタイン）ジェリー・メイヤー、ジョン・P・ホームズ；『アインシュタイン 150 の言葉』より、Discover 社、2019

4）デール・カーネギー；『道は開ける』、香山晶 訳、創元社、1978

ポジティブシンキング

5）（ストーン）Stone AA, Neale JM, Cox DS, Napoli A.; Daily events are associated with a secretory immune response to an oral antigen in men, Health Psychology, 13,440–418, 1994

6）Valdimarsdottir HB, Bovbjerg DH. ; Positive and negative mood: association with natural killer cell activity. Psychol Health, 12, 319–327, 1997

7）（ネガティブ・シンキング）Segerstrom SC, Glover DA, Craske MG, et al. ;

Worry affects the immune response to phobic fear, Brain Behav Immun. 13(2), 80-92, 1999

8）（ネガティブ・シンキング）Ishihara S, Makita S, Imai M, et al. ; Relationship between natural killer activity and anger expression in patients with coronary heart disease. Heart Vessels, 18(2), 85-92. 2013

9）（ネガティブ・シンキング）Ayling K, Fairclough L, Buchanan H, et al. ; Mood and influenza vaccination in older adults: A randomized controlled trial, Health Psychol, 38(11), 984-996, 2019

10）（ネガティブ・シンキング）Reiche EM, Nunes SO, Morimoto HK.; Stress, depression, the immune system, and cancer, Lancet Oncol, 5（10）, 617-625, 2005

11）（ネガティブ・シンキング）Marsland AL, Cohen S, Rabin BS, et al. ; Trait positive affect and antibody response to hepatitis B vaccination, Brain Behav Immun. 20(3), 261-269, 2006

4）楽しもう ― 愛敬と笑いは免疫力アップの万能薬 ―

12）（アンネ・フランク）;「アンネ・フランクの名言・格言」癒しのツアーより、http://iyashitour.com/archives/22275

作り笑いでも免疫力は上がる

13）伊丹仁朗；笑いの免疫能、心身医学、34、566-571、1994

14）伊丹仁朗；「笑いの健康学 ― 笑いが免疫力を高める」、三省堂、1999

15）昇幹夫；「笑いの免疫機能・ストレスへの作用について」Aging & Health, 1, 16-19, 2014

16）吉野槇一；笑いの治癒力 ― 脳内リセット理論に基づいて、臨床精神医学、32、953-957、2003

17）吉野槇一、中村洋、判治直人、黄田道信；関節リュウマチ患者に対する愉しい笑いの影響、心身医学、36、559-564、19963

18）木俣肇；アトピー性皮膚炎における笑いの効果、ストレスと臨床、10、33 ― 37、2001

19）Kimata H, ; Effect of humor on allergen-induced wheal reaction , JAMA, 285, 738, 20011

20）中島英雄；「病気が治る；病院のおかしな話」、リヨン社、2001

21）大平哲也；笑って認知症を予防できるか、Aging & Health, 1, 20-23, 2014

22）大平哲也；笑い・ユーモア療法による認知症の予防と改善、老年精神医学、22、32―38, 2011

23）村上和雄；「笑う! 遺伝子：笑って健康遺伝子スイッチ ON」、一二三書房、2004

24）Hayashi K; Laughter lowered the increase in postprandial blood glucose, Diabetes Care, 26, 1651-1652, 2003

25）Felluga M, Rabach I, Minute M, et al. ; A quasi randomized-controlled trial to evaluate the effectiveness of clowntherapy on children's anxiety and pain levels in emergency department.Eur J Pediatr. 175（5）, 645-650, 2016

26）Spencer R, Alexander V, Eickhoff J, et al. ; A digital media attention diversion improves mood and fear in patients receiving chemotherapy for recurrent gynecologic malignancies: results of a randomized trial, Int J Gynecol Cancer, 30(4), 525-532, 2020

27）Bressington D, Mui J, Yu C, et al. ; Feasibility of a group-based laughter yoga intervention as an adjunctive treatment for residual symptoms of depression, anxiety and stress in people with depression, J Affect Disord, 248, 42-51, 2019

28）Matsuzaki T, Nakajima A, Ishigami S, et al. ; Mirthful laughter differentially affects serum pro- and anti-inflammatory cytokine levels depending on the level of disease activity in patients with rheumatoid arthritis, Rheumatology, Oxford, 45（2）, 182-186. 2006

29）RIM Dunber, R Baron, A Frangou, et al. ; Social laughter is correlated with an elevated pain threshold Proc Biol Sci, 279,1161-1167. 2012

30）Tan SA, Tan LG, Lukman ST, et al.; Humor, as an adjunct therapy in cardiac rehabilitation, attenuates catecholamines and myocardial infarction recurrence. Adv Mind Body Med. 22（3-4）:8-12, 2007

31）Sakai Y, Takayanagi K, Ohno M, et al.; A trial of improvement of immunity in cancer patients by laughter therapy. Jpn Hosp. 32, 53-59, 2013

32）Kimata H.; Modulation of fecal polyamines by viewing humorous films in patients with atopic dermatitis, Eur J Gastroenterol Hepatol, 22（6）,724-728, 2010

33）Heidari M, Ghodusi Borujeni M, Rezaei P, et al.; Effect of Laughter Therapy on Depression and Quality of Life of the Elderly Living in Nursing Homes, Malays J Med Sci. 27（4）, 119-129, 2020

34）Ko HJ, Youn CH.,; Effects of laughter therapy on depression, cognition and sleep among the community-dwelling elderly, Geriatr Gerontol Int, 11（3）,267-274, 2011

35）（ダンバー）RIM Dunber, R Baron, A Frangou, et al. ; Social laughter is correlated with an elevated pain threshold, Proc Biol Sci, 279,1161-1167. 2012

36）永井博弌；笑いと健康長寿｜オピニオン／保健指導あれこれ｜保健指導リソースガイド（tokuteikenshin-hokensidou.jp）

37）Hiroichi NAGAI,; Comparative study of laughter therapy research in Japan and other countries, 岐阜保健大学紀要、7, 1-10, 2017

5）人生楽しんだもの勝ち ― 幸福感は免疫力を増す ―

38）（オードリー・ヘップバーン）；オードリー・ヘップバーンの名言・言葉（英語＆日本語）｜名言+Quotes（meigen-ijin.com）より、http://meigen-ijin.com/auduryhepburn

幸福感

39）（フレディクソン）Fredrickson BL, Grewen KM, Coffey KA, et al. ; A functional genomic perspective on human well-being, Proc Natl Acad Sci U S A, 110（33）,13684-13689, 2013

40）（ディナー）Diener E, Pressman SD, Hunter J, et al. ; If, Why, and When Subjective Well-Being Influences Health, and Future Needed Research, Appl Psychol Health Well Being, 9（2）, 133-167. 2017

41）（ステポア）Steptoe A, Kivimäki M, ; Stress and cardiovascular disease,Nat Rev Cardiol, 9, 360-370, 2012

42）（ハーバード大学の「成人発達研究」）Waldinger RJ, Schulz MS, What's love got to do with it? Social functioning, perceived health, and daily happiness in married octogenarians, Psychol Aging, 25, 422-31, 2010

第4章　択医と用薬の進化
　― 養生訓巻、第6と巻第7（慎病、択医、用薬）―
【1】択医・用薬 …… 194

2）「薬の適正使用」
クスリはリスク
　1）薬の知識 10 ヵ条 - くすりの使い方 - くすりの適正使用協議会（rad-ar.or.jp）

第 5 章　おわりに代えて
　― 養生訓 8 巻　（養老、育幼、鍼、灸法）―
【1】老後 …… 210
1）最も長生きした人間とは、最も人生を楽しんだ人間のことである（ルソー）
　1）（時実利彦）「座右の銘」研究会；『座右の銘―意義ある人生のために』「老いるということ」より，「座右の銘」研究会編、里文出版、2010

著者略歴

永井博弌（ながい ひろいち）

岐阜保健大学教授。岐阜薬科大学名誉教授。1943 年愛知県名古屋市生まれ。薬学博士（九州大学）。

1968 年岐阜薬科大学大学院修了。1975 年カナダ・マニトバ大学免疫学教室。1993 年岐阜薬科大学教授。2003 年岐阜薬科大学学長。2010 年岐阜保健短期大学学長。2021 年岐阜保健大学教授。

研究分野は免疫薬理学。アレルギー性疾患治療薬の開発研究。2003 年日本アレルギー学会会長。2006 年和漢医薬学会会長。2019 年瑞宝中授章（教育研究功労）。著書は「アレルギーにもう苦しまない－喘息・花粉症・アトピー性皮膚炎－」（丸善）、「アレルギーにもう苦しまない－発症のしくみ・予防・治療法－」（薬事日報）、「肥満細胞」（メディカルレビュー社・共著）「アレルギー炎症性疾患」（先端医学社・共著）など著書多数。

養生訓の進化論

発　行　日	2023 年 5 月 10 日
著　　　者	永井 博弌
発　　　行	株式会社岐阜新聞社
編集・制作	岐阜新聞情報センター　出版室
	〒 500-8822
	岐阜市今沢町 12　岐阜新聞社別館 4 階
	TEL：058-264-1620（出版室直通）
印　刷　所	岐阜新聞高速印刷株式会社

ISBN978-4-87797-323-0